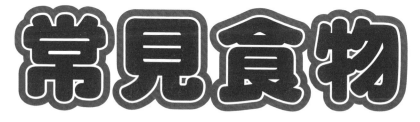

小朋友不能吃的 常見食物

子どもに食べさせてはいけない５０品目

食ナビ実行委員会

U0080596

三悅文化

發刊序言

　　食ナビ実行委員会，為了引領最重要的孩子們前往能吃得安心安全的未來，首先發行了第一本書『給媽媽的添加物辭典』。接下來這次即將發行的就是『小朋友不能吃的常見食物』。

　　我們挑選了小朋友平常愛吃的食材，用容易了解的方式來說明食材危險之處為何，並且加註了年齡別的表示。以「首先就從媽媽們必須了解哪些對小朋友來說是危險的這件事開始吧！」這也是本書的主題。

　　在這個充滿著各式各樣食材、食品的現代社會，我們未來是否真的能夠提供安心安全的食物給小朋友呢？在食ナビ実行委員会中，就是經由檢討、改善後希望能提供正確的知識給各位而製作了這本書。要是您能將本書放在手邊作為選擇食材的參考，那對我們來說真是備感榮幸。

　　近年，在歐洲甚至開始課徵「脂肪稅」或「洋芋片稅」等為了防止肥胖的稅，並早在幾年前就禁止了多數在日本尚未被禁止的添加物。

　　在日本，不僅還允許添加這些危險添加物，也面臨了輻射汙染的問題。從現在起，我們必須用我們能力範圍內可以做到的方法，來守護我們寶貝孩子們的未來以及家人們的餐桌安全。

　　針對問題的幅射汙染，我們也在書尾用簡單易懂的方式整理它對食物的影響以及如何去除汙染的方法。

　　為了讓孩子們的未來能幸福、安心，懇請各位能夠將本書作為提供您吃得安心安全的寶典。

食ナビ実行委員会

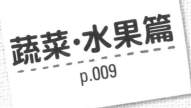

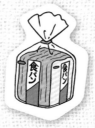

副食篇

p.037

contents

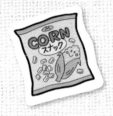

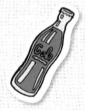

資料篇

p.119

contents

圖示說明

嬰幼兒
（離乳食期）

幼稚園兒童

小學生
（低年級）

　絕對不能給孩子們吃

　要注意

蔬菜・水果篇

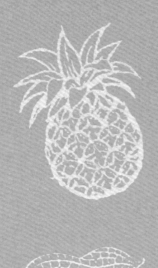

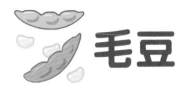

毛豆

毛豆，其實就是大豆未成熟時即採收的作物。在日本及中國是最具代表性的大豆食物之一。很多人不知道毛豆就是未成熟的大豆，而誤認為是其他品種的豆類。

在日本，整年度都能穩定供應以北海道為生產中心的毛豆。但近年來因為價格面的關係，從台灣、中國、東南亞進口的量增加了，因此北海道的毛豆生產量也隨之遞減。

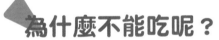

為什麼不能吃呢？

1. 大豆過敏

毛豆是含有過敏物質的食物，雖然不在日本厚生勞働省（相當於台灣衛生署）規定有標示過敏義務的項目中，但是還是要注意。

2. 冷凍毛豆的原產國

冷凍毛豆大多是進口商品，但也有部分是國產品。購買時一定要選擇有清楚標明產地的商品喔。

國外進口品當中，也有日本製造商栽培管理的商品。它們從生產農場到製品完成為止的製程結構都很清楚，生產農場的號碼與有效期限也都有標示，所以很安心。選購進口冷凍毛豆時，請務必確認清楚進口業者後再購買喔！

無論如何都想吃的時候…
◎第一次吃一定要注意

加熱不完全的毛豆常會殘留許多阻礙消化的物質。

這些阻礙消化的物質殘留在體內會造成消化不良，未消化的蛋白質殘留在腸裡，就成了引發過敏的要因。

無論如何都想吃的時候，首先要控制量，然後一定要再加熱過。此外，也有因為少量食用逐漸習慣後，從此不再過敏的案例。

再者，因為毛豆的植物纖維多，根據個人體質不同也可能會有造成消化不良的情況發生。總之要注意不要過量喔。

memo
毛豆買了之後就立刻煮熟

毛豆的產季是6～8月。外皮顏色鮮艷、細毛漂亮的就是新鮮的毛豆。

毛豆是容易失去鮮度及營養價值的蔬菜，只要放著一天就會立刻流失不少維生素等營養。

想要保存時，建議您馬上煮熟後放進保存袋中冷凍處理。

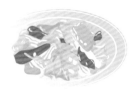

袋裝蔬菜

袋裝蔬菜，一開始是因應減少調理時間、少量化等便利性而出現，現在不止是做咖哩、燉東西、煮火鍋或作沙拉，因為它能對應各種調理方式而使得它在副食市場或蔬菜市場都有一席之地。

袋裝蔬菜，有些在導入HACCP的工廠中製造，但也有部分不是。

為什麼不能吃呢？

1. 不只是分裝

工廠生產的袋裝蔬菜多數都有加入亞硫酸鈉水溶液來防止變色、殺菌、消毒，為了讓它有清脆感而加入PH調整劑。這些藥劑是在加工階段使用，所以被認定不會殘留到分裝時，因而沒有標示的義務。我們也對此感到擔憂。

2. 原料的原產地

袋裝蔬菜這類不同種生鮮蔬菜混合的食品，重量比50％以上的原材料必須標示原料原產地，但是重量比50％以下的原材料則沒有規定。其次，要是當中沒有重量比50％以上的原材料，則不具有標示義務。

另外，若有三個以上不同的原料原產地，第三個原材料以後的地名還可以用「其他」來表示。

※HACCP方式就是除了既有的食品安全性，從原料入廠到製造、出貨為止所有的流程特訂出先期預測、防止危害的重要管理點，持續地監視、記錄，一旦發現異常情況就能馬上提出對策解決，是一個可以防止不良製品流出的系統。

無論如何都想吃的時候…
◎選擇明確記載原產地的產品

即使是混和兩種以上蔬菜、沒有標示義務的袋裝蔬菜，也請選擇標示出各蔬菜原產地的商品吧。另外，也要確認它是不是在有HACCP認證工廠所生產的產品。

◎它比新鮮蔬菜的營養成分還要低

袋裝蔬菜，經過細微切割或為了要去除殺菌劑而大量水洗後，流失了許多維生素C或鉀等水溶液營養成分，所以營養價值比新鮮蔬菜差。再者，切過的蔬菜容易繁殖雜菌、也容易受損，所以開封後盡可能地早點吃完它。

memo
磷酸鹽處理

磷酸鹽本來是化學工廠中使用的東西，但是為了讓蔬菜或水果看起來更漂亮、現在也被作為添加物使用。
磷酸進入體內後，會將體內的鈣質強制排出體外。體內的鈣質減少的話，就成了誘發癌症的原因。

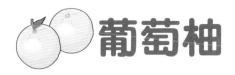

葡萄柚

葡萄柚是原產於亞熱帶區的柑橘類水果,雖然有各式各樣的種類,譬如說「紅寶石」這種一般用果肉色來區分稱呼。除了甜味和酸味、有點苦味也是它的特徵,有些人喜歡這樣的苦味,但生吃時也有人會將它和砂糖混和後食用。除了生吃外,也常用於製作果汁或各種加工食品。日本國內流通的葡萄柚,大約七成都是從美國進口的。

為什麼不能吃呢?

防黴劑

OPP(Orthophenyl phenol)、TBZ(Thiabendazole)、IMZ(Imazalil)、DP等防黴劑可能會有產生DNA損傷、突變、染色體異常以及致癌性的疑慮。再者,OPP被得知不僅會留在果皮、也會殘留於果肉,所以危險性相當高。

日本在1991年開始就有標示高危險性食品添加物品名的義務。舉例來說,以前只要標示「防黴劑」即可,現在的話則必須標示為「防黴劑:OPP」。

這些殘留農藥雖然都有控制在基準值以下,但是經常會有進口農產品中殘留農藥超標或禁止使用的農藥被發現的報導,所以我們對於這些防黴劑是否超標感到相當不安。

無論如何都想吃的時候…
◎選擇不使用防黴劑的產品
　　最近，市面上也流通著不使用防黴劑或日本國產的產品。如果可以的話，盡可能地選擇這類的產品購買。

◎切水果前要確實地把皮洗乾淨
　　如果沒有洗乾淨就切開的話，就會把殘留在表皮上的防黴劑連著果肉一起吃進去。

◎進口的柑橘、檸檬也要注意
　　進口的柑橘、檸檬和葡萄柚相同，所以也要留意。

memo
POSTHARVEST 農藥
所謂postharvest農藥，就是收成後使用農藥的意思。為了防止收成後出口的水果在輸送途中發黴而使用了OPP、TBZ、IMZ、DP等防黴劑。在日本不認同像這樣在收成後使用的postharvest農藥，所以水果在出口的時候，這類防黴劑就被作為食品添加物來使用。雖然說它能夠在輸送途中抑制發黴或腐敗，但是將危險的農藥被認可作為食品添加物實在令人無語。

蔬菜・水果 篇

鳳梨

鳳梨是芳香、多汁具有溫和酸味和甜味的水果。果汁中含有分解蛋白質的酵素，具有幫助肉類消化的效果。除了熟成的鳳梨剝皮後直接吃，另外也常吃到加入糖水的鳳梨罐頭。

鳳梨(PINEAPPLE)這個名字的由來，是因為它的形狀像「松果（PINE）」、味道則是「像蘋果（APPLE）一樣的好吃果實」，所以取了這個名字。

為什麼不能吃呢？

1. 假性過敏原

鳳梨本身並不會作為食物「過敏原」來引發過敏反應，但是吃了以後卻有可能會引起像過敏反應般的症狀出現。同樣類似的假性過敏原還有番茄及香蕉。

2. 蛋白質分解酵素

生鳳梨這樣未成熟的果實含有大量的酸以及草酸鈣等針狀結晶，所以吃太多的話嘴巴會破皮，因為蛋白質分解酵素之一的鳳梨酵素（Bromelain）會分解組織中的蛋白質以至於出血。即使是大人吃太多的話舌頭會刺痛、也會有胃痛的狀況發生，所以鳳梨對小朋友來說是過於刺激的食物。

無論如何都想吃的時候…

◎第一次吃一定要注意

一開始只提供少量，並且要特別留意小朋友在食用之後有沒有過敏反應出現。另外，出現嚴重濕疹、氣喘或鼻炎等症狀時食用的話，會使得症狀更一層惡化，所以務必要避開。

◎切得小小的、少量地

小朋友吃東西的時候常常都是直接用手握著吃，鳳梨的果汁沾附在手上的話，可能會造成手皮膚發紅，甚至嘴唇也是。所以切小一點讓小朋友方便食用的話，應該多少也能夠防止這些情況發生。

memo

假性過敏原

含有假性過敏原的食品如下：

組織胺（Histamine）……菠菜、茄子、番茄、牛肉、金針菇

血清素（Serotonin）……番茄、香蕉、奇異果、鳳梨

乙醯膽鹼（Acetylcholine）……番茄、茄子、香菇、花生、里芋、山芋、蕎麥、慈姑、松茸

神經鹼（Neurine）……秋刀魚、冷凍鱈魚、醃漬鮭魚

氧化三甲胺（Trimethylamine N-oxide）……咖哩、鱈魚、鱸魚、章魚、海瓜子、蛤蜊、蝦子、螃蟹

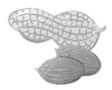

堅果類

堅果類，是被硬皮或殼所包覆食用種子的總稱。大部分都是把種皮或殼剝掉乾燥後食用，但也有加入鹽、糖、油脂等調味加工後的食用方式。堅果除了常被當成零食或下酒菜之外，也常常作為巧克力或餅乾的製作原料、或者是當作沙拉的配料。

主要的堅果類有杏仁、腰果、夏威夷豆、開心果、栗子等。

為什麼不能吃呢？

1. 花生過敏

花生是帶有過敏物質的食品，依據食品衛生法必須有標示含有特定原料的義務。

症狀從鼻炎、蕁麻疹、低血壓、氣喘、嘔吐或腹瀉，到引發失去意識、呼吸困難等過敏性休克（anaphylactic shock）甚至死亡的案例也有。

堅果類被認為常容易引起過敏性休克這種嚴重的立即過敏反應。因此離乳食品就盡量避開含有堅果類的食品吧。

2. 誤吞

嬰兒的喉嚨因為還不是很發達，所以氣管很容易有東西跑進去，堅果類的大小容易阻塞在氣管中，所以有窒息的危險性。再者，要是不小心有東西掉進氣管中的話，也會有引發肺炎的危險性。到五歲為止，包含碎小的東西在內也都不要給小朋友吃吧。

無論如何都想吃的時候…

◎第一次吃一定要注意

- 家族中有成員有過敏症狀的情況下,在三歲以前對於花生醬或加入食品中的堅果都要非常留意。
- 一開始一定要少量餵食,然後要留意小朋友在食用之後有沒有過敏反應出現。

◎注意不要過量

- 注意不要過量攝取含有大量亞麻油酸的杏仁或花生等堅果類吧。即使只吃了100克也已經超過了一天的必要攝取量喔。
- 盡可能地選擇沒有添加堅果類的食品吧。

memo

栗子、杏仁的營養價值

栗子是營養均衡的健康食品,因為具有降低膽固醇、美容以及增加精力等效果而受到矚目。而且omega-3與omega-6的平衡也很好,推薦給3歲以上所有的人。

杏仁是可以降低心臟病發風險的食品,杏仁所含有的蛋白質被證實比動物性蛋白質對血中脂肪更有益處,是最適合用於降低膽固醇的食療法。

蔬菜・水果 篇

主食篇

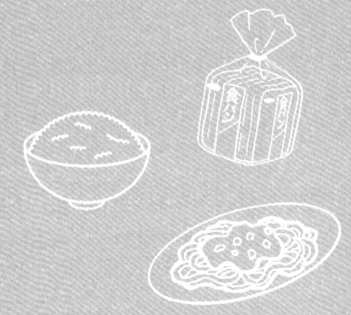

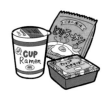

速食麵、泡麵

只要加入熱水或者水煮等簡單的調理方法就可以馬上吃的調理包、杯麵、炒麵或乾麵，也就是速食商品的一種。

廣義來說，除了拉麵以外，包含日式烏龍麵、蕎麥麵或炒麵各式各樣的袋裝或杯裝速食麵全都適用。

為什麼不能吃呢？

1. 植物蛋白和卵磷脂

植物蛋白的主原料是指在植物當中舉例來說大豆或小麥，除了碳水化合物（澱粉等）或肪質（油脂等）以外，蛋白質含有率在50％以上的。小麥中因為含有麩質，所以在製麵時使用可增加麵的黏性。植物性蛋白質的食品添加物中常使用磷酸鹽或抗氧化劑（亞硫酸鹽）令人感到不安，且植物性蛋白可作為副原料使用，那麼它的食品添加物因為微量就會被免除而不需被標示。

再者，植物性蛋白的主原料是大豆時，也可能會有基因改造物的不安存在。

2. 甜味劑、品質改良劑

甜味劑（甘草、甜菊）、品質改良劑（磷酸鹽）也經常被使用。吃太多的話，甜味劑（甘草、甜菊）會造成基因突變，而磷酸鹽則是會造成骨骼發育異常或鐵質不足。

無論如何都想吃的時候…
◎選擇沒有使用植物蛋白、卵磷脂的食品

那麼就選擇沒有使用植物蛋白、卵磷脂的食品吧，最好也避開有甜味劑（甘草、甜菊）、品質改良劑（磷酸鹽）的商品。

◎泡麵請選擇紙容器包裝的商品

使用聚苯乙烯（PS、發泡寶麗龍）的容器時，環境荷爾蒙中的Styrene dimer或Styrene trimer容易被油脂溶出，所以要買炸過的泡麵時，就選擇用紙容器裝的商品吧。

如果可以的話，最好選擇沒有炸過的麵比較好。

memo
最好不要吃太多的食品

速食麵的鹽分、脂肪含量多，所以容易造成高血壓或動脈硬化。此外，炸過的泡麵當中的油脂因為含有反式脂肪酸，所以常被認為是造成癌症或過敏等各種病症的原因。
此外，因為不需標示，也常使用來路不明的成分。
本來麵類就是容易讓身體浮腫的食品，如果又再加入多量的鹽分而使得人體必要的水分都流失，那就更容易浮腫了。

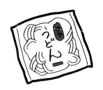

烏龍麵

原料是麵粉加入鹽和水之後，揉成特定長度和寬度的麵。麵條中所含有的鹽分大部分都會在水煮當中消失。

市面上有製麵後乾燥處理的乾麵、或在表面灑上麵粉的生烏龍或製麵後水煮成一人份的熟麵條等數種類型。

為什麼不能吃呢？

1. 添加物

承襲古早做法的乾麵幾乎沒有使用添加物的疑慮，但是水煮後的熟麵條常常都會加入防止氧化劑或植物油等添加物。

2. 基因改造麵粉

主原料的麵粉可能會有使用基因改造作物的情況。基因改造食品不僅是小麥，長時間持續食用的話，不知道會有怎麼樣的結果，殘留很多安全面的問題。日本農作物的自己供給率很低，所以沒辦法像歐洲國家一樣對基因改造食品說NO！而且現在也還在使用。

基因改造作物是將基因設計成一直在作用的狀態，所以當它進入人體後，部分學者認為它可能會是促進過敏發生的原因。

無論如何都想吃的時候…

◎無添加物的食品

　購買時請確認商品背面的標示，選擇沒有防腐劑、無添加物的食品吧。

◎「非基因改造」食品

　100％日本國產品是最安心的，不然就選擇標示「非基因改造作物」的商品吧。

★記得請選擇橫切面沒有殘留氣泡的烏龍麵喔。

memo

關東地區與關西地區醬汁的差別

烏龍麵或涼麵等麵類所使用的醬汁，其色澤在日本關東及關西有很大的不同。

關東地區的醬汁，是用昆布、鰹魚乾的高湯加上濃醬油所調味而成，所以色澤比較濃郁。

另一方面，關西地區的醬汁則是用昆布或鰹魚乾、小魚乾、乾香菇的高湯加上薄醬油所調味而成，所以顏色比較透明清澄。

便利商店的飯糰

飯糰因為可以事先做好存放、攜帶性也佳，所以在日本從以前到現在都是大家最喜歡作為便當主食的食物。現在便利商店或超級市場都有販賣飯糰，所以常作為日常生活中的飲食。

因為各個便利商店的新商品開發競爭激烈，從梅干、鱈魚、鮭魚這些以前就有的口味，到美乃滋、燉豬肉、燒肉等各種新口味的飯糰都被開發出來了。

為什麼不能吃呢？

1. 添加物

現在販賣的飯糰中多數都含有防腐劑（山梨酸鉀）、染色劑（亞硝酸鈉）、食用色素（紅102號、紅106號、黃4號等煤焦色素）、甜味劑（甘草、甜菊）、品質改良劑（磷酸鹽）等令人不安的食品添加物。

2. pH調整劑

取代防腐劑使用的pH調整劑幾乎都是醋酸或檸檬酸這類的酸。醋因為有殺菌效果，所以能提高食物的保存性，但同時它也含有刺激口腔或胃部黏膜的成分。此外，檸檬酸也能提高食物的保存性。檸檬酸是胺基酸的一種，常用於調味。雖然胺基酸的安全性應該比較高，但是大量供給雞隻或土撥鼠食用的實驗中，也有因此引發中毒而死亡的案例。

無論如何都想吃的時候…

◎不含添加物的商品

就挑選無添加物、食品添加物少或沒有防腐劑、染色劑、食用色素、甜味劑、品質改良劑等這類令人不安食品添加物的商品吧。

根據飯糰配料不同，所使用的添加物也不同，請盡量避開添加物多的飯糰。

◎選擇保存性佳的配料

請選擇像是梅干這類保存性較佳的飯糰，它的保存性比完全沒有配料的飯糰還要好。

memo

便利商店飯糰的秘密

其實便利商店飯糰的飯有個秘密，那就是使用了油脂。只要取部分飯糰的飯將它放在水杯中攪拌，就會發現有油脂浮出來而得以確認。

原因是為了防止白飯附著在製造機械上，再加上保濕和保存的目的，所以將植物油（油菜籽油或玉米油等）混合在裡面。

但是，飯糰上只標示「白飯」，所以消費者完全不知道有使用油脂。

主食篇

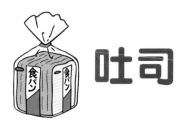

吐司

　吐司指的是將麵糰放入四角模型中使其發酵後放入烤箱烘烤而成的食物。根據形狀的不同，有四方形吐司、山形吐司以及螺旋形等種類。

在歐洲大多數的吐司都只用水和鹽來製作，但是日本吐司的麵糰受到美國的影響，所以多數都有加入牛奶或脫脂奶粉來製作，另外也常會添加奶油類的油脂。因此，多數的日本吐司在歐洲都是作為夾餡麵包來使用。

為什麼不能吃呢？

1. 麵包改良劑（Yeast food）

　麵包改良劑主要用於酵素的營養補給、增強麵糰的彈性及調整麵糰的PH值。它是由許多食品添加物（氯化銨、磷酸二氫銨等）所製成，其中一個成分使用了溴酸鉀。溴酸鉀食用過多的話，可能會引起基因突變或有致癌性。此外，反式脂肪酸是引發過敏或心臟病的原因。

2. 乳化劑

　某些乳化劑使用了卵磷脂，雖然有些卵磷脂是從蛋黃取出的蛋黃卵磷脂，但是大部分都是從大豆油所分離出來的大豆卵磷脂，所以還是有基因改造作物的疑慮存在。

無論如何都想吃的時候…

◎選擇不含添加物的商品

選擇無添加物吐司時，推薦天然酵母且不使用起酥油的商品。此外，現在也有用無反式脂肪酸的橄欖油所做成的麵包。

那就選擇無添加磷酸鹽、不使用麵包改良劑、人工食用色素、防腐劑或人工調味料（胺基酸）的商品吧。

memo

天然酵母是？

指的是為了讓麵包膨脹所使用的酵母中，並非用單一株種培養、而是存在於果實、穀物或空氣中的酵母。

但是，也有將麵包店自己培養的獨特酵母作為天然酵母的案例。

將空氣中自然存在的東西用糖分來培養的話就可以多次使用，而且它和市售的酵母完全不同。

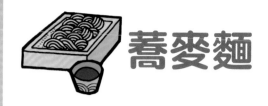

蕎麥麵

蕎麥麵是將蕎麥的果實磨成蕎麥粉後加入水而製成，將麵糰揉成薄薄的片狀後再切成1～2毫米寬的細麵。隨著加入蕎麥粉中用來增加筋度麵粉比例的不同，而有了十割蕎麥（全蕎麥粉）、八割蕎麥（蕎麥八分、麵粉兩分）等名稱。

其他用來增加筋度用的還有山芋、蒟蒻、布海苔等等，加入這些之後就會產生獨特的口感和嚼勁。

但是以小麥為主原料的蕎麥麵常常會添加香料，所以確認商品標示是很重要的。

為什麼不能吃呢？

1. 蕎麥過敏

蕎麥因為含有過敏物質，所以依據食品衛生法有標示特定原材料的義務。

蕎麥過敏的症狀有腫脹、發癢甚至引發過敏性反應而導致休克的可能。

因此離乳食品請務必避免含有蕎麥成分的食品。

2. 添加物

- 某些便宜的蕎麥麵主原料是麵粉，而為了呈現出蕎麥麵的顏色而使用了食用色素。此外，有些商品為了表現出彈性或彈牙感，還使用了偏磷酸鈉等食品添加物。
- 市售附上沾醬的熟麵，在沾醬裡常都使用了調味料（胺基酸）、焦糖色素等食品添加物。

無論如何都想吃的時候…

◎第一次吃一定要注意

一開始只提供少量，並且要特別留意小朋友在食用之後有沒有過敏反應出現。

父母或祖父母有過敏症狀的家庭，因為本身就帶有過敏體質，所以要特別留意。

◎主原料是否為蕎麥粉

首先要確認主原料是否為蕎麥粉，然後盡可能地選擇添加物少的商品。

但是，主原料是麵粉且添加蕎麥香料的商品很多，所以確認商品標示是很重要的。

memo

蕎麥的營養

蕎麥含有大量對發育很重要的必須胺基酸。

恢復疲勞所必需的維生素B1含量也相當豐富。

此外，去除活性氧及增強血管功能的芸香素含量也很豐富。

其他也含有大量像是可以將多餘鹽分排出體外的鉀，可促進細胞再生、預防感染且為胰島素構成成分這種稱為亞鉛的礦物質，對於降血壓及糖尿病的預防很有功效。

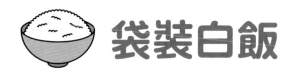 袋裝白飯

袋裝白飯是通稱、要稱它為包裝米飯也行，指的就是將米飯放在密閉的容器中包裝起來使它得以有效保存。根據製作方式的不同，大概可以劃分為「包裝米飯」和「無菌包裝米飯」這兩大類。現在成為主流的無菌包裝米飯，就是在無菌室中煮飯及進行包裝。因為沒有經過加壓處理，所以得以保存非常接近一般吃到的白飯口感，口味各方面也比包裝米飯來得好。在常溫下可以保存好幾個月，只要放進微波爐裡簡單加熱後就可以吃了，因此它的生產量每年都持續在增加。

為什麼不能吃呢？

1. 防酸劑

有些商品為了保存及防止氧化而使用了防酸劑。添加物的標示中都是概括記載，不管是用一種或五種、它可能只標記防酸劑。只標記防酸劑的話很容易讓人家誤以為只使用一種添加物，這點要特別留意。一般都說防酸劑是由醋酸、檸檬酸或蘋果酸等有機酸及它的鹽類所製成，所以沒有毒，但是我們對於攝取了一般煮飯時不需加入的物質這點，還是抱有很大的疑問。

2. 植物油

製造過程中為了避免白飯附著在機械上，所以有些業者會加入植物油攪拌。根據食品衛生法，用容器包裝的加工食品有標示添加物的義務，但是袋裝食品卻不受此規定而沒有標示義務。

無論如何都想吃的時候…

◎一定要確認原料名

一定要確認原料名並選擇只使用「粳稻米」的商品。

◎將剛煮好的米飯冷凍起來

將家裡煮好的白飯冷凍保存起來的話，就不需要擔心多餘的添加物。

將一餐份剛煮好的白飯攤平後包裝起來，這樣不管是冷凍或解凍都很順利。為了不要影響到冷凍庫中的其他商品，等到包裝起來的白飯不熱之後再放進冷凍庫。這時候把它放置在鋁盤或鋁碗中的話，就可以縮短冷凍的時間。

memo

粳稻米和糯米

粳稻米：澱粉分子中直鍊澱粉大約占20%、支鍊澱粉則約占80%，黏性比糯米少，常用於一般的白飯。

糯米：沒有直鍊澱粉，只有支鍊澱粉。黏性強，常用來做麻糬或蒸飯。

其他規格還有釀造用的「釀酒米」，私釀酒因為受菸酒稅法的規定只可自用不得銷售。

主食篇

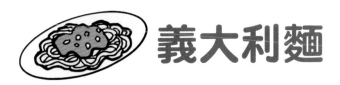 # 義大利麵

PASTA在義大利語中的意思大概等同於日語中的「麵」，包含有義大利麵、筆管麵和千層麵等種類，是義大利料理中最主要的材料之一。義大利麵主要的材料是麵粉，其他還使用了水、鹽巴和雞蛋等。其中使用杜蘭小麥所磨成的杜蘭小麥粉durum semolina flour（杜蘭小麥的高筋粗粒粉）被認為是最好的。義大利麵大致上可以分為兩種類，以spaghetti為代表的長麵和以macaroni為代表的小型短麵。

為什麼不能吃呢？

1. 小麥過敏

小麥是引發食物過敏的一種過敏原，容易發生在乳幼兒至小學時期的孩童，提到蛋、牛奶及大豆這三大過敏原，就包含到很多食物。小麥跟蛋白質多的蛋、牛奶相比，雖然屬於過敏原較少的食物，但是現在因為它引發過敏反應的頻度高，所以有標示「特殊材料」的義務。

症狀來説，主要有蕁麻疹或濕疹等異位性皮膚炎。

2. 添加物

乾燥義大利麵條中不常看到添加物，但是生義大利麵條或市售的義大利麵醬多數都含有添加物。

無論如何都想吃的時候…

◎第一次吃一定要注意

一開始只提供少量，並且要特別留意小朋友在食用之後有沒有過敏反應出現。此外，不要極端地連續給小朋友吃一樣的東西也很重要。

◎不要依賴市售的義大利麵醬

如果義大麵本身是無添加物，但是卻淋上了都是添加物的義大利麵醬，那不就完全失去意義了嗎？很多地方都有介紹不花太多工夫就能做出美味義大利麵醬的方法，所以也試著自己在家裡動手做吧！

memo

Durum Semolina 杜蘭小麥粉

杜蘭小麥粉是由杜蘭小麥所磨出來的粗粉，和麵包或炸天婦羅粉所用的小麥是不同的種類。

它的特性就是含有大量的優良蛋白質、很有彈性所以容易揉成麵糰，即使下水煮後口感也很彈牙且不容易變形，真的是最適合用來做義大利麵的小麥粉。日本的義大利麵大多都是在加拿大或美國生產，這些商品也是使用蛋白質含量豐富的杜蘭小麥粉所製成。

副 食 篇

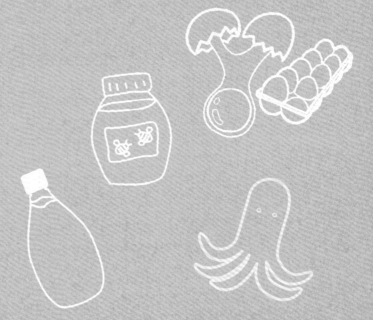

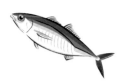

竹筴魚、沙丁魚、鯖魚、秋刀魚

這四種魚都是屬於青魚，背部多是青色或黑色、而腹部則是白色。大部分都是群游，也會進行大規模的迴游。

青魚魚肉中含有組胺酸，所以很容易就失去鮮度，同時也含有大量的不飽和脂肪酸。但是以食物鏈的結構來看，它是屬於較低階級的品種。

為什麼不能吃呢？

1. 魚肉過敏

魚肉中最主要的過敏原就是小清蛋白parvalbumin或膠原蛋白collagen這類的蛋白質。此外，鮮度、消化能力或假性過敏等問題，也常被認為是引發魚肉過敏的原因。

魚肉過敏的症狀有蕁麻疹、臉紅、眼紅、眼皮腫脹、咳嗽、氣喘、異位性濕疹，有時候甚至會引起過敏性休克。

2. 海獸胃線蟲症

生吃魚肉的話，可能會有因海獸胃線蟲而發病的可能。海獸胃線蟲在日本一年內也有數千件通報案件，在食用後幾個小時或半天內就會引發肚子激烈疼痛。然而，因為海獸胃線蟲是蟲類，所以即使沾上芥末也不會因此而死亡。Pseudoterranova（線蟲類）也會出現相同的症狀。

無論如何都想吃的時候⋯
◎過了一歲以後

　　過了一歲之後，將新鮮的魚烹煮到中心部位完全熟透就可以給小朋友吃。

　　此外，到三歲以前請不要給小朋友吃生魚片。

memo

青魚的營養

竹筴魚、秋刀魚或沙丁魚等青魚的脂肪，可以預防生活習慣病也富含改善疾病的營養成分。不飽和脂肪酸可以降低膽固醇或中性脂肪。

此外，青魚可以促進腦部活化，對於提高學習機能也有很大的功效。

副食篇

紅色熱狗腸

就是表面著上紅色的熱狗腸（參照memo），這是日本在昭和時代（1926～1989）年間所設計出來的，當時因為沒有辦法拿好的材料來做臘腸，為了掩蓋它不美觀的顏色所以才開始著色。

現在，章魚狀的熱狗腸已經是足以代表日式便當中的固定班底了。

為什麼不能吃呢？

1. 食用色素

用來將熱狗腸染成紅色的合成食用色素「紅106號（acid red）」、「紅3號（赤蘚紅Erythrosine）」，因為有致癌的可能性，所以在某些國家是被禁止使用的。

也有部分商品使用的是從紅木種子取出的天然色素「胭脂紅」，一般認為它是相對來說比較安全的色素。

2. 多種添加物

為了增加風味及改善其保存性，許多商品都用了發色劑、防腐劑、黏結劑等多種添加物。

3. 鹽分

一根熱狗腸（15克）中大約含有0.3克的鹽分。如果以6～11個月大的小朋友，一天鹽分攝取量的標準為1.5克來思考的話，還是盡量少吃會比較好吧。

無論如何都想吃的時候…
◎購買時一定要仔細確認原料的標示
- 盡量選擇少添加物的產品吧。
- 請選擇使用植物色素的商品或者沒有加防腐劑的商品吧。
- 請選擇有食品安全標章的商品吧。

◎料理之前先用熱水燙過
　先在表面劃上幾刀使它的表面積變大，然後用熱水燙2～3分鐘。這樣一來防腐劑或添加物都會減半，鹽分也會被稀釋掉。因為用炒的，添加物並不會因此而減少，所以我們建議您在炒之前一定要先用熱水燙過。

memo
香腸的規格
香腸，是將調味過的絞肉灌進牛、豬或羊的腸子裡，然後水煮而成的食品。另外也有水煮後煙燻製成的商品。
在日本的話，JAS（日本農業標準）中有制定香腸的規格。
- 熱狗腸……直徑＜20mm（羊腸）
- 法蘭克福香腸…… 20mm＜直徑＜36mm（豬腸）
- 伯羅尼亞香腸……直徑36mm（牛腸）

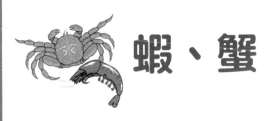

蝦、蟹

蝦：幾乎所有的蝦都被拿來食用，人們捕撈各種大大小小的蝦並進行販售、消費。使用蝦子的料理有很多，像是生魚片、壽司、天婦羅、炸蝦等各式各樣的料理。

蟹：有鱈場蟹、毛蟹、紅蟳等多個種類被捕撈、食用。也有多種如涮涮鍋、生魚片、烤蟹、蟹湯或火鍋等各式各樣的烹調方式。

為什麼不能吃呢？

1. 過敏

蝦蟹過敏最主要的過敏原，就是存在於肌肉中這種稱為旋轉肌球素（tropomyosin）的蛋白質。這種旋轉肌球素，現階段幾乎已經被認定是引發甲殼類過敏的原因。

蝦蟹過敏多數在幼兒時期發病，而且因為它不易治癒、所以往往都持續到成人後。它的症狀就是典型的即時性食物過敏反應，大部分在攝取後一小時之內就會發病。像是口或手會發癢、出現蕁麻疹，嚴重時會引起包含呼吸困難等症狀的過敏性休克。

由於在日本常有因蝦、蟹而引起像過敏性休克這類嚴重即時性過敏反應的案例，所以日本的厚生勞動省規定，蝦蟹類加工食品有必須標示內含過敏物質的義務。

無論如何都想吃的時候…
◎等到離乳食期結束後

因為它容易引發過敏反應且不易消化，所以請等到小朋友離乳食期結束後約一歲半左右再給吧。

將新鮮的蝦蟹徹底加熱後，試著少量供應並留意小朋友食用後有無過敏反應出現。

親兄弟或祖父母有過敏症狀的人屬於過敏體質，所以一定要特別留意。

memo
嬰幼兒不能吃生魚

嬰兒的身體中，對抗細菌的抵抗力差、腸胃功能也不發達，只要吃了一點就會引發腹瀉、嘔吐或稱為細菌性腸炎的食物中毒。生魚有造成喜好鹽分的弧菌、仙人掌桿菌、葡萄球菌等細菌感染的疑慮，所以至幼兒時期為止最好都不要給小朋友吃比較安全。但是，如果戰戰兢兢地不給小朋友吃的話，小朋友也有可能會因此討厭而偏食。所以怎麼說還是一邊觀察並從少量開始慢慢增加吧。

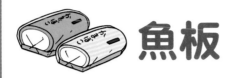 # 魚板

魚板，是以白肉魚的魚漿為主要原料，加入鹽或糖等調味料後揉成半月形放在木板上蒸煮後所製成的食品。除了蒸煮之外，另外還有用炭火烤的烤魚板以及用油炸的炸魚板。

另外，像是蟳味棒（蟹味魚板）這種將形狀或口感製作成類似實品的稱為「風味魚板」。

此外，還有像是仙台的笹かまぼこ（竹葉魚板）以及富山的卷かまぼこ（卷魚板）這類地方特色商品。

為什麼不能吃呢？

1. 澱粉含量

澱粉是為了增加嚼勁、彈性、光澤及黏性而使用。在日本只要有JAS商標的商品，就有標示含有量的義務。

2. 添加物

很多商品中都含有食用色素（Cochineal、紅色3號）、防腐劑（山梨酸sorbic acid）、黏結劑（磷酸鹽）、甜味劑（甜菊）等添加物。

胭脂紅是寄生在中美洲、墨西哥仙人掌裡乾燥後的胭脂蟲雌蟲，胭脂紅酸(Carminic acid)這種紅色色素的突變性被認為是陽性。

無論如何都想吃的時候…

◎選擇少添加物的產品

請盡量選擇少添加物的產品。

也請避開含有食用色素（胭脂紅Cochineal、紅色3號）、防腐劑（山梨酸sorbic acid）、黏結劑（磷酸鹽）、甜味劑（甜菊）的商品。

◎選擇澱粉含量少的商品

澱粉含有量大約只有0～6％，但還是選擇含量少的商品吧。

在日本市面上沒有JAS標示、但有清楚標示澱粉含有量的商品也很多，所以一定要特別留意那些沒有標示的商品。

memo

魚板的『板』的含義

日本在室町時代的古書中記載著魚板連著下方木板的形狀，所以我們得知在那個時代就已經開始製作魚板。

那麼為什麼要連著木板呢？除了製作時方便整頓形狀以及移動方便這類的理由之外，還有就是因為蒸煮或保存時，多餘的水分會被木板所吸收，因此它具有使魚板不易腐爛的效果。

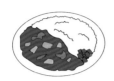 # 咖哩 （調理包）

咖哩調理包，是任誰都可以簡單地做出一盤咖哩飯的便利商品。因為其便利性，在日本從小朋友到老年人都廣泛地在日常生活中使用它。雖然市面上有各式各樣的調理包商品，但是咖哩調理包已經是販賣量高達三分之一的人氣商品。

為什麼不能吃呢？

1. 調味料（胺基酸等）

調味料常用於增加商品的鮮度。市售的胺基酸調味料中有些還混雜著麩氨酸鈉（味精Sodium glutamate）、肌苷酸（inosinic acid）等其他物質。如果吃太多味精可能會有麻痺或頭痛的疑慮，特別是當它和食用油一同加熱後甚至可能會產生誘導有機體突變的物質。

2. 焦糖色素

焦糖色素是為了將食品染上褐色所使用的。製作方法雖然有阿摩尼亞法（ammonia）和將糖或葡萄糖以高溫加熱焦化的烘焙法，但最近好像幾乎都是使用烘焙法所製成。烘焙法雖然沒有什麼問題，可是它的突變性是陽性。

3. 添加物

除了上面所記述的，還有些使用減糖糖漿、蛋白質分解酵素、增黏劑（加工澱粉）、香料和酸味料等添加物的商品。

無論如何都想吃的時候…

◎選擇少添加物的產品

　那麼就選擇少添加物的產品吧。另外，市面上也有販賣不使用化學調味料或食用色素的商品。

◎可以的話自己動手做

　就加入大量蔬菜、自己動手做出咖哩吧。雖然比調理包還要不方便、但是市售的咖哩塊很多都含有添加物，所以購買時一定要睜大眼睛看。

◎嬰兒的話只能食用以咖哩粉調味的食品

　離乳食期結束後開始餵食加入一點咖哩風味的食物是OK的。

memo

調理食品

　調理食品，指的是密封在具有氣密性及遮光性耐熱容器中、經過加壓加熱殺菌後的食品。調理食品的容器，袋裝的話有平的太空袋（pouch）和站立袋（standing pouch），容器的話則有盤狀或圓形狀。

　調理食品安全又衛生，常溫下保存期限可以達到兩年以上。但是使用透明袋的商品或賞味期間較短的商品，也都有明確標示。

　此外，日本食品衛生法有明確規定不得使用防腐劑。

副食篇

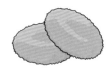

可樂餅 （冷凍食品）

將煮好的馬鈴薯搗碎後整型成包狀或卵形，沾上用麵粉、蛋及麵包粉調成的麵衣，然後用豬油或食用油油炸。根據食材的不同而有各式各樣的種類，主要的有馬鈴薯可樂餅、加入絞肉的絞肉可樂餅以及使用白醬所做成的奶油可樂餅。

近年來因為健康因素都會考慮不要過度用油，因此有人開發了只要用噴槍噴上油就可以用烤麵包機或烤箱烤出來的可樂餅商品，此外也有用微波爐加熱就可以呈現出像剛炸出來一樣酥脆口感的冷凍可樂餅。

為什麼不能吃呢？

1. 植物性蛋白質

使用大豆的產品，都會有是否使用基因改造作物的不安感。

2. 添加物

市售商品多數都使用了增黏多醣類（鹿角菜膠carrageenan）、發色劑（硝酸鉀、亞硝酸鈉）、品質改良劑（磷酸鹽、聚乙烯磷酸鈉）、酸化防止劑（異抗壞血酸鈉）等添加物。

亞硝酸鈉雖然有防止肉毒桿菌中毒的作用，但是也有誘導基因突變的疑慮，特別是它如果和魚類中所大量含有的二胺反應的話，就會合成出具有強烈致癌性的物質。這種食品添加物在美國已經被警告且有禁止使用的趨勢，在嬰兒食品上則是已經被全面禁止。

無論如何都想吃的時候…

◎選擇少添加物的產品

　　務必要確認原材料，然後挑選不使用植物性蛋白、卵磷油添加物、增黏多糖類、發色劑、品質改良劑以及酸化防止劑的產品吧。

◎也要留意炸油

　　作為炸油使用的大豆油、米油、玉米油、油菜籽油、棉花籽油等高溫提煉、精製的植物性油脂中，含有0.4～2.3%左右的反式脂肪酸。此外，壓榨的橄欖油中飽和脂肪酸也很多，對身體不太好。

memo

可樂餅的起源

可樂餅的製作方式第一次出現於日本文獻中的時間可追溯到1872年，文獻裡記載了現今馬鈴薯可樂餅的製作方式，但是當時並沒有可樂餅這個名稱。「可樂餅」這個名稱第一次出現在1887年，同時也介紹了可樂餅的食譜。從法國傳過來的croquet指的是奶油可樂餅的意思，在1895年所出版的『女鑑』中，也記載了可樂餅和croquet是兩種不同的料理。

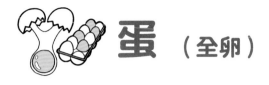 # 蛋 （全卵）

蛋（雞蛋）的營養價值高、特別是含有豐富的動物性蛋白質，此外蛋黃裡也含有維生素A、維生素D、維生素E以及磷、鐵、鋅或銅這些礦物質。整顆蛋中雖然都散布必需胺基酸，但是蛋黃裡的含量特別多。因為蛋的營養均衡可以稱它是完全營養食品，但是必要營養素當中的維生素C、食物纖維和鈣質等含量稍嫌不足。

為什麼不能吃呢？

1. 蛋過敏

蛋是成為食物過敏原因中頻度最高的食品，身為「特定原材料」它有標示的義務。大部分的蛋過敏都是因為蛋白中所含有的蛋白質所引起，反倒蛋黃比較不會引發蛋過敏。蛋過敏大多出現在消化器官較弱的孩童時期，有很多蛋過敏患者到了一定年齡、消化器官增強後症狀就自然痊癒了。

蛋過敏除了出現異位性皮膚炎、蕁麻疹、腹瀉、嘔吐或支氣管喘息等症狀，也可能引起呼吸困難或蕁麻疹等過敏性休克。

2. 沙門氏菌

生吃蛋的話一定要特別留意可能因沙門氏菌而引發食物中毒。沙門氏菌的汙染途徑有從外部通過蛋殼入侵蛋體或蛋體本身就被沙門氏菌汙染的情況。

無論如何都想吃的時候…

◎到一歲以前都請慎重地衡量

　　一般來說，離乳食初期（出生5～6個月）開始就可以將約2/3的蛋黃加熱後餵食。或者，可以餵食少量的雞蛋小饅頭來讓孩童的體質慢慢適應。

　　有異位性過敏體質可能性的小朋友或家族中有過敏者的小朋友，最快也要到一歲之後再餵食蛋類會比較好。

◎生蛋

　　為了避免沙門氏菌增殖而造成食物中毒，挑選新鮮的蛋才是明智的選擇喔。

memo

蛋的安全性

蛋是雞所生下來的，意思就是說蛋的安全性、危險性和雞本身所被飼養的環境息息相關。有些生產者會在飼料裡加入荷爾蒙劑，為要有所區別、最近也出現了主動公開使用飼料內容的生產者。

市面上除了賞味期限，還標示產蛋日期的超市也增加了，這是為了呼應生吃雞蛋時盡量選擇新鮮雞蛋的消費者心聲。此外還有沙門氏菌的隱憂存在，所以趁著冷藏販售時購買吧。

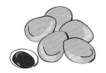 # 雞塊

雞塊，是將切成一口大小的雞肉或雞絞肉調味後，沾上麵衣用植物油酥炸而成。因為它的外觀顏色而取名為英文的nugget＝金塊。

最近市面上也出現了可以用烤土司機簡單調理的商品，因此可以輕易地將冷凍雞塊作為便當中的副食。

可是，呈putty狀的雞塊中可能含有人造油脂，有些商品中甚至含有大量的反式脂肪酸。

為什麼不能吃呢？

1. 蛋白質水解物

蛋白質水解物是用酵素將蛋白質分解而成，它被分類為非添加物食品。但是它的原料是大豆，所以還是有使用基因改造作物的不安存在。此外，要特別留意它是用於增加廉價商品的鮮度及口感。

2. 煙燻液

未煙燻處理的肉只要沾上煙燻液，就能呈現出和煙燻相同的效果。它是用砂糖黍、竹材、玉蜀黍和乾木材所製造而成，含有酚類和乙醛類的成分。

無論如何都想吃的時候…
◎選擇材料簡單的商品

雞塊本來就只是將雞肉沾上麵衣油炸的食物，所以請選擇添加物少、材料簡單的商品吧。

◎注意所使用的油

炸油最好選擇像橄欖油、芥菜仔油或堅果油等不含反式脂肪酸的油比較好，但是這些商品不太容易購得。不過基本上還是自己用上述所提到的油來炸雞塊會比較安心。

memo

仿雞塊

聽到雞塊就只會聯想到將雞肉拿去油炸，但是有些廉價商品的材料不只有雞塊、還混雜了許多東西在內。所謂的「仿雞塊」指的就是將少量的雞肉混和澱粉、大豆蛋白及阿拉斯加鱈魚魚漿來增加分量，然後再用大豆蛋白加工製成的纖維固定形狀而成。

此外，由於炸油馬上就會酸化，所以要特別留意炸好的雞塊是否還可食用。

竹輪

竹輪，是將魚漿加入鹽、砂糖、澱粉及蛋白後，裏在竹籤等棒狀物上燒烤而成。或者說它蒸煮加工後製作成的一種魚漿製品。只要將中間的竹籤拔出就會形成筒狀，因為和竹子的切口很像而取名為竹輪。竹輪的主原料是白肉魚，所以被定位為低脂肪、高蛋白的健康食品，現在國外也開始漸漸出現人氣。

為什麼不能吃呢？

1. 增黏劑（澱粉、大豆蛋白質）

增黏劑是用來使食品更有嚼勁、增加彈性和呈現出黏性。因為竹輪的原料中有澱粉，所以有使用基因改造作物的不安存在，而大豆蛋白質也有相同的疑慮。

2. 調味料（胺基酸等）

為了提升鮮度而使用的胺基酸當中，有些還混和了味素（麩氨酸鈉）、肌苷酸等其它物質。味素（麩氨酸鈉）要是吃太多的話，可能會有麻痺或頭痛的現象。

3. 原材料（魚肉、蛋白）

• 竹輪是用多種魚肉所製成，如果單純只標示「魚肉」的話，根本不知道材料中到底使用了哪些魚。
• 有使用蛋的商品，一定要特別留意過敏的問題。

無論如何都想吃的時候…
◎確實地確認產品標示
- 確認產品標示，選購原材料中不加入增黏劑、調味料（胺基酸）等添加物的商品。
- 選購有標示出魚肉種類的商品。

◎竹輪的鹽分的含量高，要注意
　魚漿製品為了要提高保存性，大多含有大量的鹽分。盡可能地選擇鹽分或砂糖使用量較低的商品。

memo

竹輪的營養素

竹輪因為是魚肉製品，所以被認為是低脂肪、高蛋白、營養價值高的食品。現在常使用在關東煮、湯品或炸物等各種料理中。因為它是很容易調理的食品，建議各位可以更積極地將它活用在料理中。

但是，竹輪中含有磷。由於磷會防礙鈣質的吸收，所以要注意不要食用過量。或者建議您可以和鹿尾菜或小松菜等鈣質含量多的食品一起吃。

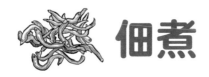 # 佃煮

佃煮，是將小魚、蛤蠣等貝類、昆布等海藻類、香菇或山菜加入醬油及砂糖一起燉煮而成帶有甜味的日本傳統食物。本來指的是漁民用尺寸小而無法販售的小魚做成的自家用保存食物。現在一般市面上所販售的佃煮口味較清淡、順口，保存性也不像以前的那麼好，大部分都採真空包裝或需要冷藏。

為什麼不能吃呢？

1. 醬油

醬油是以大豆為主原料的調味料，所以帶有使用基因改造作物的疑慮。

2. 添加物

市售有些商品使用了防腐劑（山梨酸鉀）、食用色素（黃色5號、紅色106號）、品質改良劑（聚磷酸鈉鹽、磷酸鹽（Na））、增黏劑（鹿角菜膠）、甜味劑（甘草）、漂白劑（亞硫酸鹽）等令人不安的食品添加物。

無論如何都想吃的時候…
◎「非基因改造作物」

標示在原材料裡的醬油，請務必選擇「非基因改造作物」的商品。

◎少添加物的商品

選擇不使用防腐劑、食用色素（黃色5號、紅色106號）、品質改良劑（聚磷酸鈉鹽）、磷酸鹽（Na）、增黏劑（鹿角菜膠）、甜味劑（甘草）、漂白劑（亞硫酸鹽）等添加物的商品。

◎確認賞味期限

選擇少鹽少糖的商品時，要特別留意它的賞味期限。

memo
佃煮的鹽分

雖然根據材料的不同會有所差異，但是佃煮中可以吃到所有素材，因此蛋白質、鈣質和礦物質都很豐富。但是因為它屬於保存食品，所以砂糖和鹽分的含量也比較多。

一般的佃煮鹽分含量都在9%左右，比較清淡的薄味佃煮也有6%左右，所以要注意不要食用過量。標有「少鹽」、「少糖」的商品其實只是味覺上的表現，而非營養價值面的差異。選購少鹽的薄味佃煮時，記得要確認商品是否有確實標記「少鹽○%」。

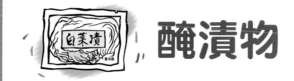

醃漬物

將各種食材加入食鹽、醋、糠味噌、醬油、酒粕及油脂產生高浸透壓以達到降低PH值的效果，或者是和有遮斷空氣效果的醃漬物一起醃漬使食材徹底熟成，以做成保存性高、風味佳的保存食品。醃漬物有很多種類，像乳酸發酵，就是利用發酵來提高食材的保存性跟風味。但是一般超市中販賣的廉價商品，大多都不是承襲古法製成的發酵食品。

為什麼不能吃呢？

1. 蛋白質水解物

蛋白質水解物是用酵素將蛋白質分解而成，它被分類為非添加物食品。但是它的原料是大豆，所以還是有使用基因改造作物的不安存在。此外，要特別留意它是用來增加廉價商品的鮮度及口感。

2. 添加物

很多商品都使用了食用色素、防腐劑和甜味劑等添加物。

食用色素當中的煤焦色素，有引發染色體異常的疑慮或致癌的可能。

無論如何都想吃的時候…

◎選擇少添加物的商品

　　市面上也有完全未使用調味料（胺基酸等）等添加物的醃漬物。建議您選擇不含煤焦色素、防腐劑或甜味劑的商品。

◎買回家之後立即用水沖洗

　　用來醃漬用的調味液中也含有添加物，所以買回家之後就立刻把食品從袋子裡取出、用水沖洗，這樣一來就可以減少添加物的含量。

◎自己醃漬最安心

memo

酒釀醃蘿蔔(べったら漬け)

　　酒釀醃蘿蔔，指的是將秋天收獲的好吃蘿蔔先用鹽淺醃、再放至米麴中醃成又甜又好吃的醃漬物。材料當中的米麴中含有了許多麴菌，麴菌可以產生許多像是蛋白質分解酵素（protease）或脂肪分解酵素（lipase）等酵素，被稱為是「酵素的寶庫」。

　　發酵過程中所產生的麴酸，具有抑制melanin黑色素生成的作用，是廣為人知的抗氧化物質。

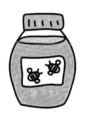

蜂蜜

蜂蜜是蜜蜂將採集的花蜜放在蜂巢中加工、儲藏的蜜。它被稱為是大自然中最甜的蜜，由大約八成的糖分和兩成的水分所構成。此外，它也含有微量的維生素和礦物質。蜂蜜和人類之間的關係可追溯到很久以前，英語中還有句話說「蜂蜜的歷史就是人類的歷史」，如此可見一斑。蜂蜜是人類最早使用的甜味劑，在英格蘭南部地區還發現了西元前2500年左右的壺型土器中放有蜂蜜的遺跡。

為什麼不能吃呢？

1. 幼兒肉毒桿菌中毒

蜂蜜中常會含有休眠的肉毒桿菌芽孢，一般來說即使攝取到的話也會直接被排出體外。但要是幼兒攝取到的話（幼兒腸內沒有妨礙芽孢的發芽的細菌叢），肉毒桿菌芽孢就會在幼兒體內發芽並放出毒素，因而引發中毒症狀。日本衛生署在1987年就發布「不要餵食蜂蜜給未滿一歲幼兒」的通知。

2. 添加物

蜂蜜的國際規格是「販賣的蜂蜜不得再加入其他食品原材料（包含食品添加物），製作時也不得添加蜂蜜以外的東西」。但是，廉價販售的蜂蜜中加入高果糖玉米糖漿或砂糖等人工甜味劑的可能性還是相當高。

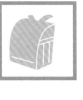

無論如何都想吃的時候…
◎不要餵食給未滿一歲的幼兒
　一開始只提供少量，並且要特別留意小朋友在食用之後有沒有過敏反應出現。

　雙親或祖父母有過敏症狀的兒童，體質上就帶有過敏基因，所以要特別留意。

◎注意標示
　建議您選擇標有「品名：蜂蜜」、「原材料：蜂蜜（日本）或者是日本產蜂蜜」的商品吧。

memo
日本蜂蜜的種類

Acacia蜂蜜：果糖多、葡萄糖少，故較不易結晶。顏色較淺、味道也比較清淡，是易入口的蜂蜜。

蜜柑蜂蜜：帶有蜜柑香味的蜂蜜，酸酸甜甜有別於一般蜂蜜。蜜柑的產地多，在日本國內它是生產量最高的一種。

蓮華蜂蜜：蓮華蜂蜜在日本是最受歡迎的蜂蜜，但是它的生產區域越來越狹小、生產量也越來越少，因此現在市售的蓮華蜂蜜產自中國的量也隨之增加。蓮華蜂蜜是淺色、風味獨特的蜂蜜。

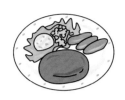

漢堡排

漢堡排是將豬肉或牛肉的絞肉處理至有些黏性後，加入鹽和切成細末狀的洋蔥等蔬菜，用胡椒等辛香料調味後混合麵包粉再整成橢圓形或圓形下鍋煎烤的料理。

因為它方便食用，是一道從小孩到年長者都很喜歡的人氣料理。隨著調味和份量大小的不同而衍生出各種吃法，也是它的魅力之一。

為什麼不能吃呢？

1. 植物性蛋白質

除了大豆、小麥的碳水化合物（澱粉等）或脂質（油分等）等成分，蛋白質含有率達50％以上的就稱為植物性蛋白質。

小麥中的麩質，在漢堡排中扮演連結、凝聚的角色。只要用了它，就可以化身為漂亮的漢堡排。但是因為它的原材料是大豆，所以有使用基因改造作物的不安。

2. 添加物

使用植物性蛋白的商品中，常常都添加像是食用色素（胭脂紅酸）、發色劑（亞硝酸Na）、黏結劑（磷酸鹽（Na））等食品添加物。

無論如何都想吃的時候…
◎選擇不含有植物性蛋白的商品

建議您務必確認材料標示，並選擇沒有植物性蛋白、少添加物的商品。

材料標示會依照使用量的多寡依序記載，建議您選擇材料像家裡手工製作般簡單的商品。

◎可以的話就自己動手做

雖然需要花費不少工夫，但是可以的話還是自己動手做吧。

memo

漢堡排的起源

漢堡排一開始指的是將韃靼牛排拿去燒烤的意思。本來的韃靼牛排是蒙古人吃的生肉料理，它是將生肉剁碎、加上生蛋混合後就可以吃的一道菜。而將這樣的韃靼牛排拿去烤而成的德式漢堡排，就是現在漢堡排的起源。

所以漢堡排這個名字，從製作方式變成了一道料理的名稱。

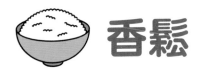

香鬆

香鬆是灑在白飯上作為調味料使用，呈粉末狀、粒狀或魚鬆狀的副食。它不是用在調理過程中，而是用在做好的飯菜。香鬆因為已經被商品化，所以市售種類相當豐富。

像是用在紅飯上的胡椒鹽，或者是將梅干醃漬後的紫蘇乾燥後磨成的細粉，也都屬於香鬆類。

為什麼不能吃呢？

1. 添加物

小朋友吃的香鬆，多數都有加入調味料（胺基酸等）、食用色素、膨脹劑、酸化防止劑、增黏劑、甜味劑等多種添加物的傾向。

部分膨脹劑中含有鋁或磷酸鹽，因此部分專家認為它可能會影響神經系統。

2. 源自大豆的原材料

植物性蛋白質、植物性油脂、大豆加工品等源自大豆的原材料，都有使用基因改造作物的疑慮。但是現實狀況來說，光從標示來判斷它是不是基因改造作物是很困難的。

無論如何都想吃的時候…
◎選擇無添加物或少添加物的商品

　　最近市面上也販賣不含有食品添加物的香鬆，所以建議您就選擇那樣的商品吧。如果說，沒辦法購買到無添加物的香鬆時，那就選擇不加甜味劑、食用色素、少添加物的商品吧。

◎和大豆相關的添加物都要再三確認

　　務必要確認商品中是否含有植物性蛋白質、植物性油脂、大豆加工品等源自大豆的材料，盡量選擇大豆相關材料較少的商品會比較好。

memo
香鬆的製法

　　一般的香鬆製作法，就是將原料處理成粉狀再用調味料調味後完全乾燥而成，或者和其他材料混合後加工成薄片狀。大部分商品以主要材料為中心再加上海苔和芝麻，最近因為香鬆的風味變得更豐富，所以也有許多商品增添了冷凍乾燥的材料。

此外，也有將作為原材料用的縮緬雜魚（白色小魚乾）、海帶芽、昆布、魚的碎末等海產物處理成細末狀後直接調味混合而成的商品，稱為生香鬆。

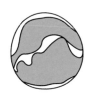

里肌肉火腿

里肌肉火腿，是將豬的里肌肉用鹽醃漬後，成型、乾燥、燻製、加熱而成。它帶有細紋路的紅肉和適度的脂肪，溫和的風味是其特徵，它是火腿中最常被食用的。在現今日本，它已經取代1970年代以前主流的壓製火腿，現在只要提到火腿一般指的就是里肌肉火腿。

為什麼不能吃呢？

1. 發色劑（亞硝酸鈉）

大部分市售的里肌肉火腿都有使用發色劑。亞硝酸鈉是為了保持肉質漂亮的顏色或者抑制可能引發食物中毒的肉毒桿菌所加入，但是它被指出帶有致癌的危險性。

2. 胭脂紅色素

胭脂紅色素是以做為天然色素而聞名，它主要是以胭脂蟲做為原料所製成的。以安全性來說還有很多不明的地方，雖然說它是用天然的東西所製成，但人們對於是否需要用到胭脂蟲來著色這點還是抱持著很大的疑問。

無論如何都想吃的時候⋯

◎避開顏色太多鮮艷的商品

　為了要避免發色劑及食用色素所帶來的危險，太過鮮艷的商品請盡量不要購買。當然，確實地確認食品上的材料標示也很重要喔。

◎料理前先用熱水川燙

　添加物常會溶於食品的水分中，所以料理里肌肉火腿之前用熱水川燙過的話，就可以減少添加物。

memo

里肌肉火腿與去骨火腿

里肌肉火腿與去骨火腿的差異，簡單來說就是里肌肉火腿用的是豬的里肌肉；而去骨火腿則是使用豬的腿肉。

一般以一片火腿的卡洛里來說，里肌肉火腿是39kcal；去骨火腿則是24kcal。

去骨火腿不只卡洛里較低，它的維生素B1含量也比里肌肉火腿多。

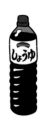

醬油

醬油，主要是以穀物（大豆、小麥、米）為原料，用釀造技術使穀物發酵所製成的液體調味料。它是日本料理中最基本的調味料之一。

依據日本農業標準（JAS），從製造方法、原料、特徵等不同可分類成「濃口醬油」、「淡口醬油」、「溜り醬油」、「再仕込み醬油」以及「白醬油」等五種類。根據種類的不同，有些醬油甚至還加了鮮味和甜味調味。此外，根據醬油中氮素或酒精含量的不同，也進行了「標準」、「上級」、「特級」的評等。

最近市面上也出現了根據使用目的而製作的醬油，醬油真的是日常生活中不可或缺的調味料之一。醬油屬於保存性高的食品，但是也有部分商品酸化得快，建議您還是要特別留意保存的期限。

為什麼不能吃呢？

1. 大豆

日本的大豆95％都是國外進口，只有5％是日本國產。因此醬油所使用的大豆很有可能是從國外進口，如此一來就會有使用基因改造作物的疑慮。

2. 添加物

依據製品的不同，為了維持色、香、味的穩定性、抑或是配合消費者的喜好，也有部分商品使用了甜味劑（甘草、甜菊、糖精、糖精鈉鹽）、防腐劑（對羥苯甲酸酯類 (Parahydroxybenzoic Acid)）等添加物。

無論如何都想吃的時候…

◎選擇非基因改造作物

建議您購買標有「非基因改造作物」的商品吧。

日本所使用的基因改造大豆，其安全性已經被日本厚生勞働省（相當於台灣衛生署）所認可，所以它不具有標示在商品上的義務。

◎原料標示簡單的商品

食品添加物種類和使用量的標示義務，雖然都是根據法律或日本農業標準JAS所製訂，但是盡可能還是購買標示越簡單的商品越好。

memo

減鹽醬油和薄鹽醬油

這兩種都是鹽分含量比一般醬油還要少的醬油。

減鹽醬油，被日本厚生勞働省（相當於台灣衛生署）指定為高血壓、心臟病、腎臟病等需要限制鹽分攝取患者的「特定用途食品」（低鈉食品），鹽分大約9％只有一般醬油的一半左右。

薄鹽醬油的鹽分是13％，大約是一般醬油的八成左右。除了「薄鹽」之外，其它也有標示為「あま塩（少鹽）」或「低鹽」的商品。

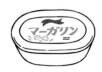

人造奶油 （乳瑪琳）

乳瑪琳，是在精製後的油脂裡加入發酵乳、食鹽、維生素等物質後乳化製成的加工食品。它是為了代替高價位的奶油所被研發出來的。因為便宜，所以它的味道和風味都不及奶油。但是現在經過改良，市面上也出現許多不同種類的乳瑪琳。

因為乳瑪琳比奶油來得便宜，因此常做為奶油的代替品被大量地做為麵包、蛋糕、餅乾、冰淇淋、巧克力等食品的原料。

為什麼不能吃呢？

1. 反式脂肪酸

為了使乳瑪琳主要原料的植物性油脂在常溫下也是固體，所以製造工程中必須添加氫。而氫化過程中就會產生反式脂肪酸。反式脂肪酸會傷害進入組織中的細胞，因此被認為是引發過敏、異位性皮膚炎、降低免疫功能及造成心臟方面疾病的原因。在美國、荷蘭及歐洲各國，含有反式脂肪酸的乳瑪琳及食用油是被禁止販賣的。

2. 乳化劑卵磷脂

卵磷脂雖然是製作乳瑪琳不可或缺的添加物，但是使用大豆卵磷脂的話就會有使用基因改造作物的疑慮。

無論如何都想吃的時候…
◎原則上還是不要吃比較好

可以的話，還是減少乳瑪琳的攝取量，改為使用奶油吧。

◎選擇標示含有紅花油的商品

當材料中有食用植物油脂、食用精製加工油脂、大豆油時，就會有使用進口大豆、玉米、油菜籽、棉花籽的可能性。所以還是選擇沒有基因改造疑慮、使用紅花油的商品吧。

◎確認乳化劑的標示

有些乳化劑使用的是大豆卵磷脂，所以要留意確認。

memo

反式脂肪含量酸多的食品

反式脂肪酸也存在於業務用乳瑪琳或酥油中，此外夾餡麵包、蛋糕、餅乾、甜甜圈、薯條或炸雞中也含有很多反式脂肪酸。一不留意馬上就會超出一天的最大攝取量2g。

家庭用乳瑪琳中反式脂肪酸的含量平均在15%前後，麵包或蛋糕等食品中所使用的乳瑪琳或酥油大概也有40%左右。所以也要多留意日常生活飲食喔。

副食篇

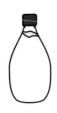

美乃滋

美乃滋是以食用油、醋、蛋為主材料的半固體醬汁。有些美乃滋只使用蛋黃、但也有用全蛋製作的，在日本是以只使用蛋黃的種類為主流。

市面上也有販售少油以抑制卡洛里或膽固醇、主打「預防肥胖」的商品，或者顧慮到過敏問題而研發出不使用蛋、只用大豆等植物性原料所做成的「大豆美乃滋」或者「豆腐美乃滋」。

為什麼不能吃呢？

1. 食用植物油脂

原材料上只標記食用植物油脂時，根本不知道使用的是哪種原料的油，所以會擔心材料中是否使用了基因改造作物油脂（大豆、油菜籽、玉米、棉花籽）。

2. 調味料（胺基酸等）

存在於調味料中的胺基酸等物質，是以味精（monosodium glutamate）為主體混合肌苷酸等他物質而成。攝取太多味精（monosodium glutamate）的話，有引發麻痺、頭痛等中華料理症後群（等同味素症後群）或痛風的可能。

3. 高卡洛里

一大茶匙的美乃滋就有100kcal相當於3/5碗飯的卡洛里。

無論如何都想吃的時候⋯

◎確認材料中的植物油脂

　　建議您選擇沒有基因改造作物疑慮的紅花油或非基因改造食用油（油菜籽油）為原料的商品。

◎選擇少添加物的商品

　　根據日本農業標準JAS，雖然美乃滋的品質基準是不能加入除了調味料、酸味料、香辛料抽出物以外的添加物，但是盡可能地還是選擇少添加物的商品吧。

◎注意不要過度使用

　　過度使用的話可能會攝取到過多卡洛里或反式脂肪酸，所以要特別留意。

memo

マヨラー（美乃滋狂熱者）

マヨラー（美乃滋狂熱者）指的是非常喜歡美乃滋的人，在1990年代後半期因為日本年輕人之間常常這麼稱呼，因而成了一個新的名詞。此名稱主要用來稱呼在食物中加入大量的美乃滋、或者吃任何食物都要加入美乃滋的人。此外，マヨラー（美乃滋狂熱者）也帶有意指愛吃怪食物或味覺遲鈍的意思。也有另外一說是，美乃滋所含有的大量油分會形成令人產生愉悅感的腦內嗎啡（β-endorphin），所以才會有美乃滋狂熱者的出現。

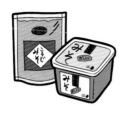

味噌

味噌，是將主原料的大豆和麴類、鹽混合後使其發酵而製成，是最能代表日本的發酵食品。藉由發酵使得大豆的蛋白質變得容易消化、增加美味來源的胺基酸含量並引出麴類的甘甜。

味噌，大致上可以區分為將大豆和米發酵、熟成而製成的「米味噌」、將大豆和大麥或者裸麥發酵、熟成而製成的「麥味噌」、將大豆發酵、熟成而製成的「豆味噌」以及將這三種味噌混合而成的「調合味噌」。

為什麼不能吃呢？

1. 大豆

只要想到多數的大豆都是從國外進口，那麼使用進口大豆製作味噌的可能性就很高，這麼一來就會有使用基因改造作物的疑慮存在。此外，大豆會引起過敏反應，所以要特別留意。

2. 調味料（胺基酸等）

市售有部分加入調味料（胺基酸等）作為添加物的商品。

3. 酒精

酒精，是以澱粉或糖蜜為原料使其發酵而製成的添加物。用於防止細菌的增生以及抑制味噌的發酵。雖然不需要擔心它是否使用過剩，但是有機味噌是幾乎不含酒精所製成的。

無論如何都想吃的時候…

◎確認國產非基因改造作物的產品

建議您選擇原料中的大豆標示為「100%國產」或「非基因改造作物」的產品。

◎選擇原材料簡單的產品

建議您選擇少添加物、材料簡單的產品。高湯味噌中，因為加入高湯成分的物質之故，隨之也加入了添加物。

◎選擇食鹽含量在10%以下的產品

為了防止攝取過量鹽分，建議您確認成分標示後選擇食鹽含量在10%以下的產品。

memo

紅味噌與白味噌的差異

紅味噌與白味噌的差異在於熟成期間。

紅味噌是熟成一年以上的產品，鹽分多、味道濃郁呈褐色，多為日本東北到中部地區所使用。

白味噌，熟成時期較短只有幾個月、鹽分少且帶有甜味、色澤偏白，多為日本西部地區所使用。

副食篇

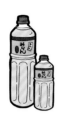

味醂風調味料

本味醂是將米或米麴用燒酒或酒精來熟成、過濾後的一種酒類，它含有約40～50%的糖分和約14%左右的酒精含量。

相對地，味醂風調味料是將釀造用糖類（葡萄糖或糖漿）混合調味料及香料而成，它的酒精含量不到1%連酒稅都不需要繳納。

雖然味醂風調味料具有增加料理甜味和光澤的效果，但是不能期待它有像本味醂般消除腥臭味、防止食物崩解或者使味道滲透更加完全的效果。

為什麼不能吃呢？

添加物

作為調味料用的胺基酸等物質，是以味精（monosodium glutamate）為主體混合肌苷酸等他物質而成。攝取太多味精（monosodium glutamate）的話，有引發麻痺、頭痛等症狀的可能。此外，為了讓商品呈現出淡黃色甚至還使用了食用色素。

無論如何味醂風調味料是用添加物合成的，所以它的風味、美味度或順口度都遠不及「本味醂」。

無論如何都想吃的時候…
◎選擇「本味醂」、而非「味醂風調味料」

因為價錢比較便宜，現在味醂風調味料有賣得比本味醂還要多的趨勢。但是，以不攝取多餘添加物的觀點來看，還是會想使用本味醂。

建議您選擇品名為「本味醂」，原材料為糯米、米、米麴、釀造酒精的商品。

此外，當您使用酒精濃度較高的本味醂時，必須要清楚地掌握酒精濃度含量。

memo
味醂是酒

「味醂」現在是廣泛地運用在各種料理中的調味料，但其實它本來是作為飲用的純米酒。以前叫做「味醂酊」，是帶有甜味的飲用酒。

到了江戶時代後期，在料亭等日式傳統餐廳中做為甜味劑或提升食物美味的秘密武器，是烤鰻魚醬汁、高湯醬油中不可或缺的材料，自此這個做為調味料使用的方法便開始流行於日本全國。第二次世界大戰後，就成了現在所謂的「味醂」。然後在1950年普及至一般家庭。

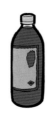

高湯醬油

高湯醬油是用高湯、醬油、味醂（日本酒）和砂糖為基底所做成的調味料。市售的高湯醬油不用花費時間就能夠輕易取得，所以被廣泛地運用在像是烹煮時的調味、不需稀釋就可以直接搭配涼麵或加工成和風醬汁等。最近用來取代醬油作調味料的使用率也越來越高。

只要加入防腐劑就可以延長保存期限、增加食用色素的話外觀就會更美、加入化學調味料就可以增加鮮度，但是這樣真的好嗎？

為什麼不能吃呢？

1. 調味料（胺基酸等）

它是用來提升鮮度所使用的化學調味料。調味料的胺基酸等物質，是以味精（monosodium glutamate）為主體混合肌苷酸等他物質而成。攝取太多味精（monosodium glutamate）的話，有引發麻痺、頭痛或痛風的可能，特別是它被認為和食用油一同加熱後甚至會產生誘導有機體突變的物質。

2. 大豆

原料中的醬油含有大豆，所以有使用基因改造作物的疑慮。

3. 防腐劑

防腐劑的使用目的是防止商品腐敗。

無論如何都想吃的時候…
◎選擇原料簡單的商品

　　因為不使用添加物，建議您選擇有著「請於三日內食用完畢」字樣的商品。

　　此外因為商品中不含有防腐劑，理所當然會較早酸化喔。

◎選擇「非基因改造作物」的商品

　　建議您選擇食品標示上明確註記「非基因改造作物」的商品。

memo
市售高湯醬油的品質標準

市售高湯醬油，是依據日本農林水產省（相當於台灣農委會）的「めん類等用つゆ品質法事基準（麵類用高湯醬油的品質基準）」所製訂出來的。它的內容是在醬油裡加入砂糖類及從風味原料（鰹魚、昆布、香菇等）所提煉出來的高湯製成，或者是再加入味醂等其他調味料而製成。完成後的高湯醬油不需要稀釋就可以直接用來做為麵或烏龍麵的沾醬、淋醬、醬汁，或者是作為天婦羅的沾醬。因此被稱為「めんつゆ（字面上直譯為 "麵" 醬油）」。

零食篇

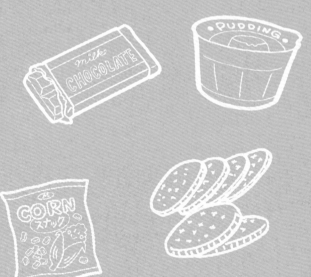

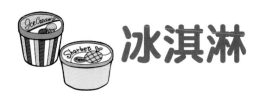

冰淇淋

以牛奶為原料、一邊低溫冷卻一邊攪拌打進空氣以形成乳霜狀後冰凍而成的甜點。根據乳固形分與乳脂率的不同，可分類為冰淇淋、奶昔、霜淇淋。其它除了冰淇淋之外的冰品還有刨冰及雪酪。

為什麼不能吃呢？

1. 糖分

為了使消費者在冷凍的狀態可以品嚐到甜味，所以在不易感覺出甜味的冰淇淋上添加了約15%左右、高比例的蔗糖。除了蔗糖外，還使用了葡萄糖、高果糖玉米糖漿及麥芽糖等。

2. 增黏多醣類、甜味劑

很多商品中都使用了增黏多醣類（鹿角菜膠）、甜味劑（阿斯巴甜Aspartame · L-Phenylalanine)）等添加物。

市面上流通的霜淇淋及冰品中多數都含有許多食品添加物，因此要特別留意。

3. 食用油脂

奶昔或霜淇淋為了補充脂肪含量，主要都是使用植物性的椰子油系食用油脂。此外，在降低成本或提倡健康意識的商品上，大多使用的是椰子油、棕櫚油或棉花籽油等植物性油脂。

無論如何都想吃的時候…
◎選擇依種類別標示的「冰淇淋」
　　根據冰淇淋類或冰品類標示的公平競爭規約，冰淇淋類中的冰淇淋禁止使用乳脂肪外的脂肪。

◎要謹記選擇少添加物的商品
　　建議您選擇不使用增黏多醣類（鹿角菜膠）、甜味劑（阿斯巴甜Aspartame・L-Phenylalanine）的商品。

　　但是，現在超市裡或便利商店中所販賣的冰淇淋或霜淇淋等冰品，其中不含有增黏多醣類等添加物的商品幾乎是零。所以可以的話還是盡量少購買吧。

memo

冰淇淋的種類

冰淇淋：乳固形分15%以上（其中乳脂肪含量在8%以上）
奶昔：乳固形分10%以上（其中乳脂肪含量在3%以上）
霜淇淋：乳固形分3%以上
冰品：不包含在上述分類的冷凍冰品
冰淇淋以保存在零下-18℃為前提，只要適當地保存就不會有細菌繁殖的可能；但是保存不當的話就會變質且無法恢復原狀。包括日本在內，世界各地的冰品都沒有賞味期限及消費期限。

零食篇

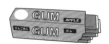 # 口香糖

口香糖，是在膠基上添加味道或香氣，藉由咀嚼來享受其風味或口感的糖果名稱。根據搭配材料的不同可以自由地設定口味，大多數的口香糖都含有甜味。

咀嚼口香糖時，可以轉換心情、提高集中力或有提神醒腦的效果，所以是大家都喜歡吃的糖果。最近市面上也出現了無糖口香糖（或含有木糖醇的口香糖等），打出可以取代刷牙而達到潔牙效果。

為什麼不能吃呢？

1. 糖分

從古以來口香糖就常用砂糖來調味，使得牙齒長時間暴露在含糖環境中又疏忽飯後清潔的話，就會產生酸而逐漸形成蛀牙。此外，糖分也是攝取過多卡洛里的原因之一。

2. 甜味劑（阿斯巴甜）

甜味劑（阿斯巴甜）被質疑有引發腦瘤的可能。此外，攝取過多的阿斯巴甜使得苯丙胺酸的濃度變高，被認為會破壞胺基酸的平衡。

使用阿斯巴甜的食品或添加物有「標示為苯丙胺酸或含有苯丙胺酸」的義務。

使用阿斯巴甜做為原材料的商品，大多有使用其他食品添加物的傾向。

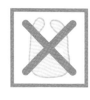

無論如何都想吃的時候…
◎選擇不含有阿斯巴甜的商品

建議您選擇不含甜味劑（阿斯巴甜）的商品。此外，幾乎所有的口香糖都含有軟化劑，軟化劑中的丙二醇有致癌的疑慮。口香糖就像是一塊食品添加物，所以還是少吃為妙。

◎不要養成嚼口香糖的習慣

咀嚼木糖醇口香糖時，能促進唾液分泌、抑制細菌的繁殖，所以具有防止蛀牙的效果。但是，一旦養成嚼含糖口香糖的習慣，味覺很有可能會變得偏好甜食。

memo
木糖醇是什麼？

最近因為健康因素，市面上含有木糖醇的口香糖商品增加了。木糖醇是由存在於植物中的木糖所合成的一種糖醇，以天然的替代甜味料聞名。因為它低卡洛里所以吸收速度也較慢，據說有抑制血糖上升的作用。

此外，雖然傳聞木糖醇有預防蛀牙的效果，但是也有持相反論調的學者，因此到現在都還沒有得出結論，所以還是持保留態度不要過度相信會比較好。

零食篇

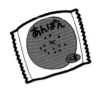

夾餡麵包

它是在表面塗上甜味或者加入有甜味的餡料，加入甜點要素的麵包。加在麵粉中糖分或脂肪分的總比例不到10％的稱為吐司、超過10％的稱做夾餡麵包，以此來做區別。

麵包裡面包紅豆餡或奶油餡、把巧克力混進麵糰裡的或者炸的像甜甜圈一樣的麵包，不管是小朋友或大人都喜歡拿來當做點心、甚至取代正餐吃。

為什麼不能吃呢？

1. 麵包改良劑

麵包改良劑是用來使麵包膨脹的化學物質，和酵母菌是完全不同的東西。它可以補充酵素營養、增強麵糰的彈性及調整PH值。麵包改良劑是由許多食品添加物（氯化銨、磷酸二氫銨等）所合成，其中有個成分使用了溴酸鉀。攝取過量的溴酸鉀，有引發基因突變的可能且具有致癌性。

2. 添加物

市售商品多數都含有食用色素（煤焦色素等）、發色劑（亞硝酸鹽）、品質改良劑（磷酸鹽）、防腐劑（山梨酸鉀）、甜味劑（甘草、阿斯巴甜）等添加物。

無論如何都想吃的時候…
◎選擇不含有麵包改良劑的商品

麵包改良劑因為有影響健康的疑慮，所以一度成為被禁止使用的添加物。所以請記得務必要確認食品上的標示，購買不含有麵包改良劑的商品。此外，也盡量挑選其他添加物含量也少的商品。

◎不要拿它來取代正餐

如果常以麵包來代替正餐而養成習慣的話，會有蛋白質攝取不足的傾向。蛋白質不足的話，體溫不易上升、攝取到的能量也容易流失掉，所以要特別留意。

memo
溴酸鉀是什麼？

溴酸鉀對於麵包的發酵特別有助益，主要用來使麵包烤得更加膨脹及鬆軟。但是它可能會損害基因且具有致癌性，因此是個相當危險的添加物。不過，溴酸鉀很容易被烤麵包過程中的熱所分解且幾乎不殘留。因為它沒有必須被標示的義務，所以即使確認了材料標示，也不知道到底有沒有使用。雖然現在使用溴酸鉀的麵包製造商已經越來越少，但還是有部分業者仍然繼續使用。

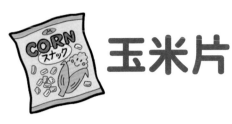

玉米片

玉米片是以玉蜀黍為主要原料所製成的零食。將醣化後的原料成型後炸成「脆片」，另外也有在燒烤時加入空氣而製成的「泡芙」等食品。為了促進食慾，部分商品也加了些香料，或使用肉湯、鹽、醬汁、醬油等調味料或辣椒、芥末等香辛料。此外，也有將肉類、海鮮類的萃取物或萃取粉和原料混合在一起以製成各種不同口味的商品。

為什麼不能吃呢？

1. 高卡洛里

每100g中約有500kcal。因為油炸過所以口感佳，很容易就會吃過量。吃這樣的零食很有飽足感，所以就會失去攝取其他食物的機會而造成營養偏差的問題。

2. 油脂、鹽分、添加物

- 根據炸油種類的不同，可能會有過量攝取反式脂肪酸等有害物質的危險性。
- 玉米片中所含有的鹽分，不僅止於食鹽，也存在於香料等調味料或各種萃取物、高湯粉等添加物中。

無論如何都想吃的時候…
◎注意不要過量

　　不要一口氣就把一袋零食吃完，把它分裝成小袋裝分次食用也好，要注意不要過量了喔。

◎務必留意製品的成分標示

- 建議您選擇減鹽、材料簡單的商品。
- 選擇高湯粉或萃取物含量少的商品。
- 玉蜀黍是「基因改造」的代表作物。可以的話還是用100％日本國產的最好，

　　但是很難買到國產品確實是現在最實際的問題。那麼還是選擇標有「非基因改造作物」的商品吧。

memo

玉米片的食用方式

　　玉米片是廣泛滲透在我們生活中的零食點心，可是它是碳水化合物油炸後，高卡洛里、高脂肪、高鹽分卻缺乏營養的食品。

　　盡量不要在飯前讓小朋友吃這樣的零食，此外不要原封不動整包拿給小朋友吃，請先將零食適量分裝至其他容器後再給小朋友吃。建議您好習慣越早養成越好喔。

零食篇

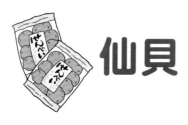

仙貝

用米做的米菓當中，以一般稻米為原料的稱為仙貝、用糯米做的則稱為あられ或おかき。

　　大部分的仙貝都是用烤的，但也有用炸的或混合海苔、芝麻所製成的。仙貝的主原料除了米以外，也有用麵粉或蕎麥粉做成的，種類非常豐富，從以前開始就是日本人生活中不能欠缺的點心之一。

為什麼不能吃呢？

1. 高卡洛里

　　卡洛里會因各種調味及調理方法的不同而有差異，以仙貝為例子來說，每100g當中的卡洛里含量如下，鹽仙貝378kcal、甜辣仙貝380kacl、炸仙貝則是465kcal。只要三片炸仙貝，就超過小朋友一碗飯（100g＝168kcal）的卡洛里。

2. 鹽分、添加物

　　許多米菓商品中的鹽分都過量。鹽分不只來自食鹽，也存在於調味料中。

　　此外，這些調味料中多數都使用胺基酸等物質，所以要特別注意。

無論如何都想吃的時候…

◎注意不要過量

三片炸仙貝就等於一碗飯的卡洛里。吃太多的話，該吃的正餐就吃不下了，所以還是留意不要過量以避免這樣的情況發生吧。

◎選擇減鹽、添加物種類少的商品

建議您選擇減鹽或者調味料等添加物種類較少的商品。

◎留意使用蕎麥粉、麵粉的商品

有些仙貝用的是蕎麥粉或麵粉，家中有過敏症狀的小朋友一定要特別留意產品標示。

memo
仙貝的潮濕對策

要密封已經開過的袋裝仙貝，可以利用夾子等器具或者將袋子保存在沒有濕氣的冷藏庫中。

如果仙貝已有些微受潮，只要放進冷藏庫或冷凍庫中就可以恢復原來乾燥的狀態。

此外，不要用保鮮膜、直接放進微波爐加熱數十秒，水分就會蒸發而恢復成酥酥脆脆的仙貝。不過也要注意不要加熱到太焦囉。

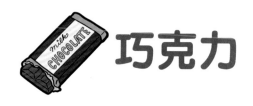

巧克力

巧克力是以可可豆發酵、烘焙而成的可可塊為主要原料，加入砂糖、可可粉、奶粉等混合而成。根據可可或奶的比例可分為苦甜巧克力（bitter-sweet）、半甜巧克力（semi-sweet）、牛奶巧克力（milk chocolate）、白巧克力（white chocolate）或巧克力飲料等種類。

此外，食品標示名稱為「巧克力甜食」的商品，指的是巧克力成分未滿60％的巧克力加工品。

為什麼不能吃呢？

1. 乳化劑

工業生產的巧克力，為了降低成本或提高加工性添加了植物性油脂或乳化劑等添加物，而為了增加風味也加了一些人工香料或甜味劑，因此往往含有各種添加物。乳化劑可以使口感變得更柔順，所以幾乎使用在所有的巧克力上。雖然多數商品沒有使用令人憂心的食品添加物，可是除了一部分高級巧克力之外，幾乎所有的巧克力都使用了有可能是基因改造作物的乳化劑卵磷脂。

2. 糖分

黑巧克力中苦味重的可可塊含量特別多，為了味道上的平衡也使用了大量的糖分。在大多數的巧克力中，使用最多的原料是糖分，所以吃太多巧克力或巧克力甜食的話，就會攝取到過多的糖分。

無論如何都想吃的時候…
◎有用可可嗎？

可可是巧克力的原料，建議您購買材料欄最先標示出可可塊、可可粉的商品。

◎注意砂糖含量

最先在材料欄中標示出砂糖的商品所含有的糖分很多，請留意。

◎控制攝取量

乳化劑常用於給小朋友吃的巧克力甜點中，所以要留意不要過量囉。

memo
巧克力的種類

純巧克力（sweet）：不含奶粉的巧克力。比較不甜，苦味重的苦甜巧克力也是屬於此類。
半甜巧克力（semi-sweet）：含有少量奶粉的巧克力。
牛奶巧克力（milk）：和奶粉混和而製成的巧克力。
多牛奶巧克力（high milk）：由奶粉和少量可可粉所製成的巧克力。
白巧克力（white）：由奶粉和可可脂混和製成，不含有可可粉。

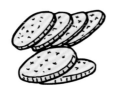

餅乾

餅乾是將麵粉混合牛奶、酥油、奶油、砂糖後烘烤為酥脆口感而成，另外也有加入巧克力、果醬或奶油的商品。Biscuit和cookie都是餅乾，兩者並沒有很明確的差異。

餅乾可分為脂肪或糖分含量較少、所以比較硬的硬餅乾，以及脂肪或糖分含量多、易碎的軟餅乾。

為什麼不能吃呢？

1. 酥油

以精製後的動植物油脂為主原料，當中含有10～20%的氮氣或空氣，此外根據種類的不同也有含乳化劑的酥油。酥油常用於取代奶油，主要用來使餅乾烤得更加酥脆。

酥油主原料的油脂，如果用的是大豆油或棉籽油，就會有使用基因改造作物的不安及擔憂反式脂肪酸的問題。

2. 添加物

市面上也有部分加入乳化劑、卵磷脂、品質改良劑（磷酸鹽）或食用色素（紅106號、黃4號等煤焦色素）等各種添加物的商品。

食用色素中紅106號是以石油為原料的煤焦色素，它有造成基因損傷、基因突變、染色體異常及致癌的可能性，所以在許多國家都被禁止使用。

無論如何都想吃的時候…

◎仔細檢查原材料

要找到完全不含有酥油、澱粉、植物油脂、乳化劑、卵磷脂等有可能使用基因改造作物的原材料是非常困難的，那麼建議您盡量挑選不含有澱粉、乳化劑和卵磷脂的商品吧。

最後，還是建議您盡可能地選擇不含有上述所提到的添加物的商品。

◎從產品標示來確認糖分含量

產品上會依據砂糖、葡萄糖、乳糖等使用量的多寡來依序標示。

memo

如何給零食

關於如何給零食，最在意的就是蛀牙的問題。預防的重點在於，選擇減低蛀牙機率─糖分少的零食。若是自己動手做，建議您盡量不要用砂糖、改用水果或地瓜類等帶有自然甜味的食材吧。至於市售的甜點，建議您選擇比較不易黏牙的商品吧。

即使量少、要是太常吃的話還是容易形成蛀牙，所以要留意吃的時間跟次數。吃完甜食後刷刷牙、漱漱口，或者養成飯後喝水或麥茶的習慣也是很重要的。

零食篇

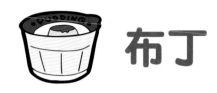

布丁

將焦糖漿倒入布丁模型的底部，然後加入混合牛奶和砂糖的蛋液後加熱至凝固。為了要讓焦糖漿在上層，常常都會把布丁模型倒過來盛放在容器中，但是現在出現了不用倒蓋就可以直接吃的市售商品。

本來的布丁都是蒸煮而成，但是現在市售商品很多都是利用明膠（gelatin）等膠化劑凝固而成的廉價布丁。

為什麼不能吃呢？

1. 蛋、牛奶

布丁使用了幼兒三大過敏原當中的蛋及牛奶。

2. 膠化劑（增黏多醣類）

膠化劑，是用來將液體凝固成膠狀的物質。商品標示有增黏多醣類時，代表著商品中使用了兩種以上的膠化劑，但是無法得知使用的是哪一種膠化劑。

膠化劑之一的鹿角菜膠是從海藻提煉的物質，但是它被質疑有致癌性及帶有致癌物質。

3. 焦糖色素

焦糖色素用來使商品呈現出褐色。最近多用高溫加熱將糖或葡萄糖焦化而製成（焙燒法）所以被認為沒有太大的問題，但是它的基因突變性是陽性。

無論如何都想吃的時候…
◎過了一歲以後

即使口感再好再滑順、想到蛋白可能引發過敏反應的話，還是避免使用全蛋製成的布丁吧。一歲以前都沒有辦法完整地分解（消化）牛奶，所以還是盡量不要給小朋友吃會比較好。

◎選擇材料列表最先標示出牛奶、蛋的商品

依照規定產品材料列表會從使用量多的開始標示，所以建議您選擇最先標示出牛奶（乳製品）、蛋的商品。

此外，最先將砂糖記載在材料列表中的商品對小朋友來說容易造成糖分攝取過量，所以要特別留意喔。

memo
布丁的營養與卡洛里

布丁含有蛋白質、鈣質、維生素B2、B12、維生素A、及泛酸等物質，雖然它營養價值高，但是有必要思考布丁是否是適合給小朋友吃的甜點。可以的話，還是建議您選擇材料簡單、少添加物的商品。一般布丁的卡洛里每100g有120kcal，但是使用高脂牛奶、鮮奶油、香蕉或巧克力等物質調味的布丁卡洛里更高，所以要注意不要吃太多囉。

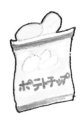

洋芋片

洋芋片是將新鮮馬鈴薯直接切片後油炸而成，另外也有用馬鈴薯粉製成的商品。

除了鹽味之外，市面上還販賣像是清湯口味、BBQ口味、海苔口味、芥末口味、辣味、泡菜口味等各種口味的商品。

為什麼不能吃呢？

1. 高卡洛里

每100g（大約一袋）約有550kcal，相當於三碗飯的卡洛里。

2. 添加物

大部分的商品都含有胺基酸、甜菊（stevia）等添加物，味道越豐富的商品添加物也就越多。

3. 油脂

根據炸油種類的不同，有過量攝取反式脂肪酸等有害物質的危險性。有許多國家都已經禁止使用反式脂肪酸。

4. 丙烯醯胺（Acrylamide）

2002年瑞典政府發表了洋芋類經高溫燒烤或油炸後，可能會含有具有致癌性的丙烯醯胺（Acrylamide）。

無論如何都想吃的時候…
◎購買時要仔細確認材料標示
- 建議您盡可能還是選擇只用鹽調味的商品。
- 建議您選購主材料標示為使用「非基因改造作物」馬鈴薯且無反式脂肪的商品。

◎注意不要過量
　不要一次就把一整袋洋芋片吃光，先分裝成小包裝再吃，注意不要攝取過多卡洛里喔。

◎用微波爐自己動手做
　市面上有販售利用微波爐就可以輕易做出洋芋片的器具，不用一滴油就能做出洋芋片，何不嘗試看看呢？

memo
洋芋片稅

　2011年9月1日，在匈牙利施行了針對高鹽分或高糖分商品課徵稅務，通稱為「洋芋片稅」。

　課稅對象有袋裝零食、餅乾、碳酸飲料、營養飲料等，不管國產製造商或進口業者都有納稅的義務。主要目的是改善國民飲食習慣及防止肥胖，當中也含有對消費者說「不要再吃不健康又貴的食品」這樣的訊息，同時也有請業者減低食鹽、砂糖使用量的意圖。

零食篇

飲 料 篇

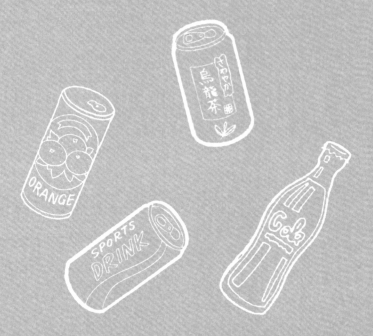

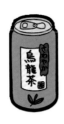

烏龍茶

烏龍茶是中國茶的一種，屬於半發酵茶。

罐裝烏龍茶於1980年代開始在日本販賣，而後廣為人知。烏龍茶特有的多酚（polyphenol）可以抑制脂肪的吸收、有促進脂肪分解的作用，所以說它對減肥有益。這幾年也常被作為健康食品來飲用。

烏龍茶的種類多，像是鐵觀音、水仙茶、凍頂烏龍茶、東方美人茶、武夷岩茶等都是相當具代表性的茶種。

為什麼不能飲用呢？

1. 維生素C

維生素C是食品中含有的營養素，常做為醫藥品使用，但是這裡所使用的維生素C是用來防止烏龍茶酸化的酸化防止劑，完全沒有營養價值。維生素C添加物酸化時，會產生可能傷害基因或引發各種疾病的活性氧。

2. 咖啡因

咖啡因在有睡意或疲倦感時具提神效果，所以日常生活中攝取咖啡因的人相當多，但是過量攝取可能對健康有害。小朋友對咖啡因較敏感，所以容易引發興奮作用。

無論如何都想喝的時候…
◎注意不要飲用過量

* 過度飲用含有兒茶素或咖啡因的飲品不好。小朋友的話一天不要超過800ml。
* 盡量不要空腹飲用。
* 烏龍茶是利尿作用相當強的飲料。尿液中水分是血液中水分的供給源，要是飲用過多烏龍茶而後運動的話，血液會被濃縮變得混濁而容易引起心臟麻痺等症狀。

memo
烏龍茶多酚

烏龍茶所含有的多酚，它的特徵是抗酸化力強。在製作茶葉的過程中，藉由兒茶素的化學反應，使得吃到肚子裡的脂肪不被消化、不吸收就能直接排出體外。

此外，它能活化血管內的脂肪分解酵素，有助於分解中性脂肪成游離脂肪酸，具有燃燒體脂肪、減少活性氧、抑制糖尿病以及美肌效果。

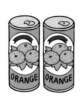

100% 果汁飲料

根據日本JAS法規規定，「除了100%純果汁的商品外，不得用『果汁』這樣的名稱來販售」。但是，添加糖類或蜂蜜是被允許的。

以果汁及蔬菜汁為原料的飲料中，果汁成分達50%以上可以標記為綜合蔬果汁。但當中不管是果汁或蔬菜汁，使用濃酸還原汁是被許可的。此外，100%純果汁的商品可以在商品封面上刊登水果切面的照片。

為什麼不能食用呢？

1. 糖分

「只要是100%純果汁的話，對身體是有益的」消費者很容易出現這樣的想法，但是讓您覺得好吃的水果多含有10%以上的糖分。500ml的柳橙汁就含有60g的糖分，還超過了同體積可樂的含糖量55g。

2. 不能取代水果、蔬菜

一般市售的果汁不管是濃縮還原、或者標記純果汁的商品，大多經過加熱殺菌等處理，所以流失了許多像是維生素等營養。

即使喝了果汁，也不能取代日常飲食中水果、蔬菜的攝取。

無論如何都想喝的時候…
◎購買時務必挑選有食品安全衛生標章的商品
食品安全衛生標章，是標示在符合一定品質基準的商品。

◎注意不要過量
果汁這個名稱只適用於100％純果汁的商品，但是濃縮果汁稀釋成和濃縮率相同的話也可以解釋為100％純果汁。

進口商品因為輸送的關係幾乎都是濃縮果汁，也補充了許多香料或糖分，所以務必要留意不要飲用過量囉。

---

memo

濃縮還原的好處

濃縮還原，是將榨好的果汁用某種方法去除水分後而成為非常濃稠的濃縮汁，然後再加入水分稀釋飲用。

濃縮後的果汁濃度高，具有高抗菌效果，因為容積小放置容器也小，所以接觸空氣的面積也變小，因此即使長期保存對於營養素的破壞也很輕微。

因為保存效率佳，所以業者可以生產出一整年品質都維持在一定水準的商品。

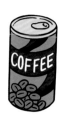

罐裝咖啡

罐裝咖啡，依據製品容量中每100g生豆使用量的不同，可以分為咖啡、咖啡飲料、含咖啡的清涼飲料。咖啡飲料指的是容量100g當中，咖啡含量換算成生咖啡豆介於2.5～5g；含咖啡的清涼飲料指的是容量100g當中，咖啡含量換算成生咖啡豆介於1～2.5g。此外，乳固形成分超過3％以上的商品則標示為「乳飲料」。近年來因為健康趨勢，微糖、無糖咖啡的人氣也越來越高。

為什麼不能飲用呢？

1. 乳化劑

乳化劑除了可以預防乳成分和咖啡液分離，也用於防止咖啡成分的沉澱以及細菌引起的腐敗。雖然只要標記上「乳化劑」即可，但是這可能有使用基因改造作物大豆的疑慮存在。

2. 酪蛋白鈉

這是用來防止水或脂肪分離的安定劑。酪蛋白是牛奶中所含有的一種蛋白質，酪蛋白鈉就是酪蛋白和鈉所結合的化合物。雖然不用擔心它會引發過敏，但因為它是從牛奶而來，所以過敏的人要特別留意。

3. 咖啡因

每100ml的咖啡中咖啡因含量約有60mg。最近市面上也出現了少咖啡因的罐裝咖啡，但是這類商品中也使用了香料及乳化劑等添加物。

無論如何都想喝的時候…
◎罐裝咖啡和普通咖啡不一樣

　　罐裝咖啡要是不使用添加物的話，就不算是罐裝飲料，所以您有知道它和普通咖啡成分不同的必要。盡量還是不要給小朋友喝太多比較好。

◎注意糖分

　　一瓶罐裝咖啡含有相當於四包糖包的量，所以喝太多的話也會攝取到過量的糖分。

memo
罐裝咖啡是咖啡嗎？

罐裝咖啡是「罐裝咖啡」這種飲料，並不是咖啡。為了做出罐裝咖啡的口味，除了香料或甜味劑之外，還使用了調整PH、防止氧化、色素用等各種添加物。

在多數成人異位性皮膚炎的患者中，有部分案例是因為攝取過量的罐裝咖啡而造成。也就是說，飲用過量的罐裝咖啡有引發異位性皮膚炎的可能性。

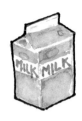

鮮奶

鮮奶是用100％生乳製成、沒有調整過乳脂肪的牛奶，依國家標準規定為無脂固形成分8.0％以上、乳脂肪3.0％以上。可以將商品名標為「牛奶」的，就只有這種規格才行。

▶ 為什麼不能飲用呢？

1. 牛奶過敏

牛奶中的酪蛋白和β乳球蛋白（β-Lactoglobulin）會引發過敏反應，除了腹瀉、嘔吐之外還會引起異位性皮膚炎、氣喘甚至過敏性休克等嚴重的症狀。

2. 鐵質含量少

離乳期之前可以從母乳或調整奶粉中攝取到必要的鐵質，但是從牛奶中所吸收到的鐵質含量少，所以不要把牛奶拿來取代母奶。如果在這個時期就用牛奶來代替母奶的話，造成缺鐵性貧血的風險會變高。

3. 牛奶中的乳糖易引起消化器症狀

日本人較缺乏這種用來分解牛乳中乳糖的乳糖酶，它就是造成壞肚子的原因、也容易引起腸內腐敗。甚至喝太多牛奶的話，可能會是引發動脈硬化→高血壓→心律不整→心臟病的原因。

無論如何都想喝的時候…

◎過了一歲之後才可以把牛奶當作飲料

• 要將牛乳當作離乳食的話，建議您加熱後少量餵食。大約三天喝一次，盡量不要連續給小朋友飲用。

• 要將牛乳當作飲料的話，建議您過了一歲以後會比較好。

◎選擇使用安全飼料的業者

建議您選擇不用農藥、化學肥料或荷爾蒙劑、以天然飼料飼養的健康乳牛所生產的牛奶。

◎關於放射線物質

建議選擇獨自檢查並將安全數值公開標示的產品。

memo

鈣質的必要量是？

鈣質一天的必要量，成人的話體重每1kg大約是10mg、乳兒是400mg、成長期的小學生則是400～800mg。牛奶當中每200ml約含有227mg的鈣質，只要喝一杯牛奶就可以攝取到一天必要量的一半。但是，並不是鼓勵您所有的鈣質都從牛奶中攝取，而是在日常飲食生活中取得平衡、用牛奶來補充不足的部分。像鹿尾菜的鈣質含量就比牛奶多，推薦給各位。

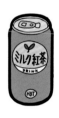

紅茶飲料

紅茶飲料是指以紅茶為主原料，加入糖分、乳成分、香料等物質調味後的清涼飲料水。雖然沒有像碳酸飲料或果汁飲料般嚴格的規定，但是依據日本農林省的品質標示指導方針是這麼被定義的。

以前以原味紅茶為主流，最近市場上則是出現了許多像是花果茶、奶茶、少奶少糖成分（減少的奶糖成分用甜味劑來代替）或較無苦澀味的各種商品。

為什麼不能飲用呢？

1. 果糖葡萄糖液糖

以馬鈴薯、玉蜀黍等澱粉為原料的甜味劑中，主成分是葡萄糖、果糖這種稱為「高果糖玉米糖漿」的液糖含有50％以上的果糖。因為它在體內馬上就被吸收，所以容易引起血糖值突然上升。

2. 增添風味的添加物

酸味料主要有檸檬酸、乳酸、蘋果酸等。雖然這類的商品多有標示，但是其他添加物也一併標記、或者用了好幾種卻只標示「酸味料」是可能的。也因為這樣，消費者很容易覺得只使用了一種添加物。

無論如何都想喝的時候…
◎注意不要過量攝取糖分

紅茶飲料的糖度大約是4.6～7.5％，飲用一瓶350ml 的飲料就大約有16～26g的糖分。而理想的糖分攝取體重每1kg最好能控制在一天1g左右，體重輕的小朋友很容易就因為喝太多飲料而達到一天的基準量。

◎也要注意咖啡因

紅茶中所含有的咖啡因，每100ml大約有30mg左右。在澳洲或紐西蘭，以一天體重每1kg攝取不超過3mg設定為指標。以這個基準換算的話，5歲到12歲兒童一天的攝取量約為95mg，而成人的話則相當於210mg，所以建議您咖啡因的攝取盡量控制在這個範圍內吧。

memo
紅茶飲料的品質標示指導方針

紅茶飲料是將茶樹的茶葉以酵素充分發酵後（包含加入香料等物質）從中萃取出的或滲透出的飲品（也包含濃縮或粉狀商品），或者是再加入糖類、乳製品、果汁、香料等物質後密封在容器中可直接飲用的飲料。

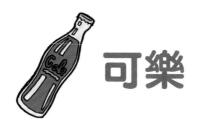

可樂

可樂，以碳酸的刺激口感及獨特的風味擄獲死忠粉絲的清涼飲料。雖然各種品牌的可樂口味都非常相似，但是其實是由各家公司加了各種不同香料而獨自研發出來的產品。

為什麼不能飲用呢？

1. 咖啡因

咖啡因除了可樂、咖啡、茶類外也存在於某些醫藥品中，因為咖啡因在有睡意或疲倦感時具提神效果，所以日常生活中攝取咖啡因的人相當多。但是過量攝取咖啡因已被得知對健康有害，小朋友對咖啡因相對地比較敏感，所以可能因此引起興奮作用。

2. 食用色素（焦糖色素）

食用色素用來使可樂呈現出褐色。根據製作方法的不同可分為四個種類，當中也有尚未證明其安全性的製品。食品標示中沒有明確標示出焦糖色素種類的產品相當多。

3. 甜味劑

可樂以高濃度果糖的玉米糖漿為主，加入了多種甜味劑，依據商品及市場需求使用了砂糖、阿斯巴甜及人工甜味劑等添加物。名稱上標示為「無糖」、「低糖」的可樂僅使用了人工甜味劑。

無論如何都想喝的時候…

◎可樂是容易成癮的飲料

可樂的源頭來自含有生物鹼(alkaloids)的古柯樹，將古柯葉磨碎所萃取出來的液體加入碳酸水混和就成了現在的可樂。

現在流通在市面上的可樂雖然都聲明已經去除了古柯因，但建議您還是不要讓小朋友太常喝可樂會比較好。

memo

注意「零卡洛里」的飲料

在美國糖尿病學會議中發表了「零卡洛里的飲料可能含有一般飲料所沒有的有害物質，且飲用後也有肥胖的可能」這樣的研究結果。歷經九年半的調查而得到「人工甜味劑可以促進食慾、損傷能夠感知滿足感的腦部細胞，也因為體內缺乏像砂糖這類的天然糖分，對於甜食的慾望反而增加」這樣的結果。這就警告著「減糖類碳酸飲料有可能是『零卡洛里』，但是加了人工甜味劑就絕不可能是『零副作用』」。

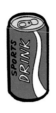

運動飲料

運動飲料，是以有效率地補給運動後體內所流失大量的水分及礦物質為目的的機能性飲料。

因為運動飲料對於脫水現象的恢復非常有效，而且它帶有幾乎和體液相同的滲透壓，所以這幾年除了防止大熱天下運動所造成的中暑之外，也常做為預防日常生活中中暑現象的對策。

為什麼不能飲用呢？

1. 糖分

標示出高果糖糖漿（混和果糖的砂糖）或果糖葡萄糖糖漿的商品都含有砂糖，有些運動飲料甚至比碳酸飲料所含有的糖分還要多。

美國的小兒科醫療專刊中發表了運動飲料是造成小朋友或青少年肥胖的原因，而且有造成心臟方面疾病的可能。

2. 調味料（胺基酸等）

原則上商品的添加物標示應該個別標示出各種物質的名稱，但是也有因為使用量少就用「統稱」一併標示而被認可的商品。

無論如何都想喝的時候…

◎注意不要飲用過量

• 要給小朋友喝的話，建議您稀釋成原有濃度的一半。

• 喝多的話會攝取太多的糖分，可能會有引起糖尿病、水分代謝異常或增加心臟負荷的疑慮。

◎選擇糖分種類少的商品

連續攝取過量的糖分，被認為會造成小朋友情緒暴衝而變成易怒的小孩。

◎選擇符合需求的商品

有些商品能夠有效率地補給容易隨著汗水流失掉的礦物質成分，建議您選擇符合您需求的商品。

memo

寶特瓶症候群

寶特瓶症候群是因為連續大量飲用運動飲料、清涼飲料水所引起的急性糖尿病，也有飲用後血糖顯著上升、失去意識甚至死亡的案例。寶特瓶上的標示如果沒有寫上糖分，但是營養成分欄上寫有「碳水化合物」的話是一樣的意思，它的含量幾乎等同於糖分。

飲
料
篇

豆奶 （豆漿）

豆奶，是將大豆浸在水中後磨碎、加水煮沸後過濾而成的飲料。外觀、口感和牛奶相似，但有大豆獨特的豆臭味。雖然喜歡的人很多，但也有人覺得難下嚥，所以市面上也販售加了果汁或加糖調味的豆奶飲料。豆奶的種類大致可以分為「豆奶」、「調製豆奶」、「豆奶飲料」。

為什麼不能飲用呢？

1. 大豆過敏

大豆、蛋和牛奶被合稱為三大過敏食物。大豆過敏和蛋過敏或牛奶過敏相同，從乳幼兒開始出現症狀、大多數到學童期以前就能復原。

在以色列，針對幼兒大豆食品的消費有設限，建議大家不要過量攝取。

2. 大豆的品質

豆奶的原料是大豆，因此大豆的品質是非常重要的。而大豆是非常具有代表性的基因改造作物食品。

3. 添加物

調整豆奶、豆奶飲料中，為了讓消費者更容易飲用而使用了糖類、酸味料、乳化劑、黏稠劑（鹿角菜膠）、香料等添加物。

無論如何都想喝的時候…

◎剛開始餵食時務必要謹慎

剛開始餵食的話，務必要少量且留意孩子們飲用後的狀況。

◎選擇國產或非基因改造作物的商品

建議您選擇豆奶原料——大豆是由國產或「非基因改造作物」的商品。

◎要喝就喝純豆奶

- 建議您選擇不使用化學合成防腐劑、標有「不使用消泡劑」的商品。
- 可以的話盡量從豆腐專賣店購買。

memo

豆奶的營養

根據現代人的飲食生活變化，蛋白質的攝取偏向於動物性的蛋白質。以大豆為主原料的豆奶所含有的植物性蛋白質很豐富、卡洛里比動物性蛋白質低，被認為有提高基礎代謝的效果。此外，豆奶也含有了大量有助於小朋友發育的細胞溶解素。大豆蛋白質的吸收及分解慢、容易有飽足感，對於控制零食的攝取也有功效。其他還有像是具有防癌效果的異黃酮素（Isoflavone）、防止老化的皂素（Saponin）及預防生活習慣病的卵磷脂等各種營養素。

資料篇

孩童的食品安全資訊一覽

家中也能完成的簡單食品除汙法

食物過敏

◎何謂食物過敏

食物過敏就是吃了含有過敏物質（過敏原）的食品後，身體出現以下的各種症狀。

- 主要的皮膚過敏症狀有濕疹、搔癢、蕁麻疹、異位性皮膚炎、疹子、眼瞼周圍腫脹、肛門附近紅腫、尿布疹等等。
- 主要的消化器過敏症狀有食欲不振、消化不良、腹痛、腹瀉、嘔吐等等。
- 主要的呼吸道器官過敏症狀有打噴嚏、咳嗽、氣喘、鼻炎、支氣管炎等等。

這些症狀惡化時，可能會引發痙攣或呼吸困難，最壞的情況可能還會導致死亡。

食物過敏雖然多發生在消化器官尚未成熟的乳幼兒期（0～3歲），但也有一說認為從離乳初期開始就給小朋友吃高營養價值的食品才是真正的原因。但是食物過敏會隨著年齡增加、消化機能或免疫力增加而逐漸痊癒。

但是，乳幼兒時期如果不好好處置的話，在蝨子或塵蟎等環境過敏原的影響下使得症狀惡化、甚至有轉移成小兒氣喘等其他過敏症的可能。

也有兒童出生後是以皮膚的過敏症狀（幼兒濕疹或異位性皮膚炎）為主，到了乳兒期卻變成呼吸器官的過敏症（支氣管喘息、過敏性鼻炎），甚至還有多種症狀併發的情況，建議您還是盡早發現盡早治療。

◎造成食物過敏的食物

- 蛋、蛋製品、牛奶及奶製品、大豆及大豆製品、肉類（牛、豬、雞）等高蛋白、高營養價值的食品。
- 茄子、番茄、香菇、菠菜等強鹼蔬菜、較不新鮮的肉類或魚類。
- 難消化的食品

◎食物過敏的主要原因

食物過敏是過敏原通過腸管進入血管或淋巴管而引發過敏反應。一般腸裡的消化酵素會將食物分解成胺基酸、然後被人體吸收，但要是消化吸收能力未成熟或是感冒使得身體狀況不佳、消化能力變差的話，食物就無法被分解因而容易引起過敏反應。

有食物過敏症狀的乳幼兒所製造出的免疫抗體少，甚至也有部分兒童到了7～8歲還沒有辦法達到正常水準。

◎乳幼兒食物過敏的原因

■太早進入離乳時期

太早進入離乳時期被認為是乳幼兒食物過敏的原因之一。近二十年來，進入離乳期的平均時期大概比以前早了一個月以上。因為職業婦女增加了，所以托育在托兒所裡的乳幼兒也變多了。

托兒所頻繁地使用含有蛋、奶或乳製品的食品來餵食，所以不能否認太早攝取蛋或牛奶會促進誘發過敏症狀。

■餵食人工營養（牛奶）的比例增加

母奶中因為含有抗體，具有可以保護消化器官的黏膜或幫助消化的功效。

牛奶中雖然含有牛隻成長所必需的蛋白質、脂肪及糖分，可是對人類而言它並不完全是好的食物。因為牛奶當中還有難以消化的物質，這也是造成過敏的原因之一。

■精神層面的影響

對於乳幼兒的食物過敏，家庭關係也有很大的影響力。在家裡夫妻或和一同居住的祖父母等關係不好的話，無形之間也會增加乳幼兒的壓力。即使年紀小什麼都不懂，但是從小開始精神面的壓力就大大地影響了免疫力或消化能力。這點是大人們不得不好好思考的課題。

■問題點

以現況來說，在小學、幼稚園、托兒所等環境，針對各年齡層該被排除的食物指示書沒有統一的格式。有時候只有保育士、保健士、教師或醫師的口頭指示，不得否認這當中可能傳達了不正確的情報。像這樣依照指示還是會有誤食等危險發生的可能性。

至於學校所提供的營養午餐，基本上都依照學校生活管理指導表（過敏患者用）來對應。拜讀了學校用過敏患者照護手冊（日本學校保健會），今後除了期許學校方面的對應能夠更確實，更重要的是家庭中對過敏症狀的正確認識與教育。

◎食品標示

在日本根據食品衛生法施行規則，規定了特定原材料有標示的義務。除了特定原材料之外其他被認為有必須標示義務的物質則被統稱為「特定原材料等」。

除了可以用平假名或片假名標示之外，其他也有用像是範例中出現的別名或主原料的食品名（麵包、烏龍麵、美乃滋等）來標示。

特定原材料

根據食品衛生法施行規則被定義成特定原材料的食品。
依據法令規定必須標示的品目。

品　名	別　名　例
蝦　子	炸蝦、炸蝦天婦羅等
螃　蟹	上海螃蟹、松葉蟹等
蛋	玉子（日文）、美乃滋等
小　麥	麵包、烏龍麵等
蕎　麥	日本蕎麥
落花生	花生
奶	牛奶、乳製品、起司等

比照特定原材料的食品

建議標示成特定原材料等的食品。根據通知標示的品目。

鮑魚	牛肉	雞肉	蘋果
花枝	栗子	豬肉	香蕉
鮭魚卵	鮭魚	松茸	明膠（gelatin）
橘子	鯖魚	桃子	
奇異果	大豆	山藥	

其他

食品衛生法中沒有規定、但容易引發食物過敏的食品。

可可（巧克力、可可亞）	穀粒
杏仁	馬鈴薯
米	芒果
芝麻	除了上面記載以外的所有魚貝類
黍	芥末

基因改造作物

◎什麼是基因改造

基因改造作物指的是，將某生物中有用的基因取出、然後插入另一個生物的基因中重組後所開發出來的。

在日本幾乎沒有栽種任何基因改造作物。基因改造作物的主要栽種地是美國、加拿大、阿根廷等國。

日本政府於1996年認可了基因改造作物的進口，現在最常出現在市面上的有大豆、油菜籽、棉花籽、玉蜀黍、馬鈴薯、甜菜等六種作物，主要的進口國是美國。

現在流通於日本市面上的基因改造作物，主要是抗蟲害基因改造作物及抗除草劑基因改造作物。

抗蟲害基因改造作物是將細菌中一段能合成殺蟲成分的基因插入植物原有的基因中重組而成。改造後的植物能夠自己生成殺蟲成分，因而減少了農藥的使用量。

抗除草劑基因改造作物是取出可抵抗除草劑的菌種基因、將基因轉移至作物中而生長出具有抗除草劑的作物。因為不必擔心除草劑會對作物產生影響，所以更能有效率地噴灑除草劑，因而也減少了除草劑的使用量。

◎「基因改造」與「品種改良」的差異

以往所謂的「品種改良」都是經由長時間不斷重複交配所得到的結果。「基因改造」是利用直接更換基因的方法，來培育出全新的品種。

比起同種的作物長時間進行交配，「基因改造」跨越了種與種之間的障礙、能夠和完全不同種的作物的基因重組，這是兩者之間最大的差異。

◎關於基因改造

　　現在，針對全世界的基因改造作物有著正反兩派的意見。反對的人所擔心的是食物的安全性以及對生態性的負面影響。

　　然後，能夠證明這些問題的大事件發生了。

　　舉例來說，某處以巴西胡桃基因重組玉蜀黍做為飼料來餵食雞隻，有許多消費者吃了這些雞肉而引發了過敏症狀。

　　此外，在英國發現用基因改造馬鈴薯飼養老鼠，對於其發育不良或免疫力低下皆有顯著的影響。這些馬鈴薯被插入了雪花蓮中稱為凝集素（Lectins）這種殺蟲成分的基因。

◎進行了哪些安全性審查

①審查進行與否依照開發研究者的意願，沒有強制力。

②僅審查申請者所提出的書面資料，並非由第三機關進行試驗。

③基因改造作物的攝取試驗實際上是被免除的。

④基因改造後的蛋白質只進行急性毒物試驗，可是長期性、慢性的毒性試驗則被免除。

※就算只有一點、只要有一點會讓乳幼兒吃到的可能，日本進口的6種作物（大豆、油菜籽、棉花籽、玉蜀黍、馬鈴薯、甜菜）以及它的加工品或原料，即使沒有標示基因改造的字樣、只要覺得可疑就請務必避開這類的商品。

禽流感

　　雖然多數的禽流感都被認為不會感染給人類，但是1997年香港確認了人類也會感染禽流感，18位感染者當中有6位死亡。當時為了避免感染擴散，撲滅了香港全區共450萬隻禽鳥。

　　當時推斷了和流行性感冒不同、以往不會傳染給人類的病毒（禽流感）已變種可經由人傳染給人而且幾乎所有的人類對禽流感都無法免役，因而引發了世界性的大恐慌。

　　進入21世紀後，以亞洲為中心，歐洲、北美等世界各地都爆發了家禽、野鳥感染H5N1型禽流感。

　　日本隔了七十九年也在2004年1月於山口縣發生了禽流感。那之後也斷斷續續地重複發生過好幾次。

　　2004年1月在越南、2月在美國、3月在加拿大發生了禽流感。2007年2月在英國、3月在荷蘭、5月在德國、12月在韓國，禽流感就這樣席捲了世界各地。

◎預防及增強免疫力是很重要的

　　為了要保護小朋友使他們不要被禽流感等新型流感所感染，漱口、洗手、抗菌口罩等外在的預防對策是很重要的。

　　同時，也要有不輸給病毒的體力。特別是要留意讓小朋友有充足的睡眠及良好的飲食以獲得營養並藉此提高免疫力，這也是預防其他疾病的方法。

◎人類感染禽流感後的症狀

人類若感染了禽流感，會經過約2～8天的潛伏期後才發病。

症狀和一般的流行性感冒相同，發燒、咳嗽、肺炎、結膜炎，嚴重的話也可能併發多重器官衰竭以至於死亡。

感染路徑主要是透過販賣雞隻的店面中直接接觸生肉的人、在雞舍工作的人員、和雞隻防疫業務相關的人或是接觸到雞隻內臟或排泄物的人被感染所致。

截至目前為止，人類傳染給人類的案例非常稀少。

◎吃了雞肉或雞蛋的話會感染嗎？

至今還沒有人吃了雞肉或雞蛋而感染到禽流感的案例。

在日本禽流感發生時，以事發地為中心半徑5～30km以內區域的農作物，如果病毒檢查不是陰性反應就不得出貨，因此幾乎沒有任何被感染的雞蛋或雞肉流通於市面。

此外，只要經過適當的加熱後就可以完全殺滅病毒。

食物中毒

◎諾羅病毒 (Norovirus)所引起的食物中毒

諾羅病毒是流行於冬天引發傳染性腸胃炎的主要原因。

它所引起的症狀有腹瀉或腹痛、嘔吐、發燒，也有人稱它為「腸胃型感冒」。一般而言1～2天就會痊癒，但年長者或年幼者感染的話症狀較嚴重，甚至也關係到生命安全。

現在還沒有可以有效對付病毒的藥物，只能多休息、補充水分以避免發生脫水現象。

隨著近年來醫療技術的進步，以往原因不明的食物中毒已經可以被判定是諾羅病毒所致。

諾羅病毒和SARS（嚴重急性呼吸道綜合症）是同種病毒，容易發生突變。所以無法長期免疫，會不斷地重複爆發流行。造成食物中毒又具有傳染性的這種病毒，對年長者或年幼者等免疫力較弱的人而言是非常危險的。

甚至在歐洲也出現了新突變種正在擴散的報告，不斷地進化成致病性更高的菌種，是令人感到非常不安的要因。

■諾羅病毒的感染途徑與治療方法

諾羅病毒幾乎都是經由口沫傳染，如下所示是容易傳染到諾羅病毒的狀況。

- 被汙染的貝類沒有經過加熱處理就直接食用。
- 接觸到食物的人（製造者或調理者等）已經被感染，其他人吃了污染的食物。
- 因病患的嘔吐物或排泄物而二次感染。
- 在家中或藉由共同的生活設施發生於人與人之間的直接傳染。

目前還沒有能夠有效對抗這種病毒的藥劑。嚴重脫水時雖然可以打點滴來治療，但體力差的乳幼兒或年長者一定要充分地補充水分和營養，不要因此消耗了過多體力。

此外，止瀉藥可能會延遲身體復原的時間，因此建議您不要使用。

◎曲狀桿菌（Campylobacter）食物中毒

最近，曲狀桿菌所引起的食物中毒急劇增加，它已經超越沙門氏菌、成為引發細菌性食物中毒原因的第一名。

曲狀桿菌是存在於禽類腸中引起食物中毒的細菌之一，有研究報告顯示賣給一般家庭的生雞肉當中，有4～6成的雞肉被曲狀桿菌所汙染。

人類吃了被汙染的雞肉雖然不是一定會發病，但幼兒或身體虛弱的人容易發病，且發展成重症的案例也很多。

■預防曲狀桿菌食物中毒的方法

- 只要用65℃加熱一分鐘就可以殺滅曲狀桿菌。
- BBQ燒烤食物時，有些雞肉表面看起來已經可以吃、但中間卻還是生的，建議您烤到內部也全熟後再吃。此外沾有肉汁的蔬菜也很危險，如果沾到肉汁的話，蔬菜也要烤過再吃喔。
- 調理食物之前一定要把手洗乾淨。
- 將切雞肉用與切蔬菜用的菜刀、砧板或調理器具區分開來會比較好。

◎沙門氏菌食物中毒

沙門氏菌所引起的食物中毒，是細菌性食物中毒中最常見的。沙門氏菌多存在於動物的腸道中，像是貓狗等寵物、昆蟲、蛇、蜥蜴、老鼠等等。

此外，雞蛋也常被沙門氏菌所汙染。雞隻腸道中的沙門氏菌，通過產道汙染了雞隻所生產出來的蛋殼表面。蛋殼上有著僅可容許空氣進入的小洞，附著在蛋殼表面的沙門氏菌就是從這個小洞入侵。雞蛋裡的酵素具有殺菌力，所以入侵的細菌無法輕易繁殖，但隨著雞蛋鮮度下降、殺菌力也降低的同時，細菌也增加了。為什麼說生吃雞蛋時一定要是新鮮的雞蛋，就是這個原因。

至於感染途徑，除了在屠宰場或雞肉處理場容易被汙染，也可能是受汙染的肉流通到市面上因而被感染。

■沙門氏菌食物中毒的症狀及治療法

- 沙門氏菌食物中毒的初期症狀是噁心或嘔吐，然後會有發燒、腹痛或腹瀉等症狀。
- 腹痛與腹瀉的症狀，從輕微腹痛的軟便到激烈腹痛一天30～40次近水便都有。
- 發高燒至38～39℃，可能還會伴隨著發寒。
- 一般來說大概3～5天會自然痊癒，但幼兒或年長者有可能會發展成重症甚至死亡。
- 治療方面，對應脫水症狀的緊急處置是很重要的。
- 因為還沒有辦法防疫，為預防沙門氏菌感染，平時調理食物的衛生管理、如廁後的清潔習慣和避免食用生肉等日常生活的衛生管理是很重要的。

環境賀爾蒙

◎何謂環境賀爾蒙

環境賀爾蒙，是從外界環境進入生物體內產生類似賀爾蒙的作用或妨礙天然賀爾蒙作用的化學物質。

我們的周圍充斥著食品添加物、戴奧辛、農藥、樹脂原料、界面活性劑等人工合成約8萬種以上的化學物質。這些物質未來會對人體產生什麼樣的影響還不明確，但也有部分物質已經被確認會對人體產生傷害。

◎容器所含有的環境賀爾蒙

我們日常生活中所使用的碗盤、容器或包裝物，會溶解出下面所介紹的化學物質而汙染食物。

■雙酚A（Bisphenol A）

雙酚A是聚碳酸酯的原料，對生物體產生類似女性荷爾蒙的作用。

已經有檢驗報告確定聚碳酸酯所製作的餐具或奶瓶在使用熱水時會溶解出雙酚A。但是聚碳酸酯製的餐具因為耐用、耐熱性佳，許多自治機關都把營養午餐原有的餐具換成聚碳酸酯製的餐具（日本全國公立國中小學的16.8％，共5240校）。這一點是今後有必要充分檢討的課題之一。

■鄰苯二甲酸酯類（Phthalate ester）

這是用來增加PVC彈性所使用的添加物。在我們周遭環境中，超市包裝食物用的保鮮膜幾乎都是以PVC為原料。PVC被認為有致癌性且可能是引起生殖障礙的要因。

1998年2月，日本的綠色和平組織開始宣導階段性地廢止用PVC塑膠所製作的玩具。

■苯乙烯二聚物、三聚物（styrene dimer, trimer）

苯乙烯二聚物、三聚物存在於聚苯乙烯樹脂中，可能對生物體產生類似女性賀爾蒙的作用。

已經有報告指出發泡聚苯乙烯所製成的泡麵容器，在高溫時會溶解出苯乙烯二聚物、三聚物。超市、便利商店中所販賣的餐具托盤的材料幾乎都是聚苯乙烯。

◎環境賀爾蒙影響人體所產生的變異

■精子數減少

1992年丹麥Niels Skakkebaek教授的研究團隊發現，全球成年男子的精子數在過去的50年中大約減少了50%。

■隱睪症

根據丹麥官方統計，丹麥男性罹患隱睪症（睪丸停留在腹腔而沒有下降）的發生頻度在過去的20年中增加了1.8倍。

■睪丸癌

同樣也在丹麥發表了睪丸癌病患的數量在過去的40年中增加了3～4倍。

■子宮內膜症

根據1997年日本厚生省的調查，日本國內至少有12萬人以上的女性因為子宮內膜症而接受治療。學者認為這可能是戴奧辛所帶有的生殖毒性所致。

■乳癌

乳癌在美國女性死亡原因排名第一，而且因乳癌所造成的死亡人數每年都上昇1％，專家懷疑這可能也和環境賀爾蒙相關。

食品添加物一覽

　食品添加物必須依照「食品衛生法」取得許可後，分為使用許可的指定添加物（化學合成添加物）和從天然物萃取、分離而成的既有添加物（天然添加物）這兩種。原則上在食品中加入化學合成物是被禁止的，但部分被許可使用的就是指定添加物。今後新的天然添加物不再登錄為天然添加物，而是和化學合成品相同、登錄為指定添加物。

　日本現在的指定添加物有345種、既有添加物有489種，接著就介紹兒童食材中使用頻度最高的幾種添加物。

名稱：**亞氯酸鈉**（Sodium Chlorite）

種類：漂白劑

用途：砂糖醃漬的櫻桃、葡萄、水蜜桃等

外觀為白色結晶，容易溶解於水。後處理很簡便，所以不只是漂白劑、也常做為酸化劑使用。這種食品添加物在最後食品完成時會被完全除去，在此前提下通常不會被標示在材料用表中。它會刺激呼吸器官的黏膜、眼睛，具有導致突變性的疑慮。

名稱：**硝酸鈉、亞鉛酸鈉**

種類：發色劑

用途：御飯糰、香腸、火腿、培根、鱈魚子、鮭魚卵、調理麵包、冷凍披薩、冷凍漢堡、鹹牛肉、冷凍食品（可樂餅）、夾餡麵包

亞鉛酸鈉可以美化肉的顏色、防止因肉毒桿菌引起的食物中毒，但是亞鉛酸鈉具有導致突變性的疑慮，特別是它和魚類中含量多的二氨反應後會生成強致癌性物質。美國開始有禁止使用的動作，而在嬰兒食品上目前已經是全面禁止。

名稱：己二酸（adipic acid）

種類：酸味料

用途：起司、糖果、果凍、現成布丁

將本類酸化後就可作成酸化料，具有刺激性。

己二酸是從石油化學製品中所合成的無臭無色結晶粉末。

作為尼龍原料在工業上是非常重要的物質，和它相關的商品還有像是肥皂等。

名稱：阿斯巴甜（Aspartame）

種類：甜味劑

用途：冰淇淋、冰品、糖果、口香糖、碳酸飲料

1983年被認可作為食品添加物使用，常用於像清涼飲料水、冰品或口香糖等食品中。阿斯巴甜在血液中的分解性較差，特別在胎兒血液中阿斯巴甜的濃度可能會變高，所以懷孕的孕婦還是盡量避開攝取會比較好。此外關於阿斯巴甜安全性不明之處，還有許多尚未被釐清。

名稱：乙醯蓖麻油酸甲酯 （Methyl Acetyl Ricinolate）

種類：膠基

用途：口香糖

僅用來作為口香糖的基礎劑使用，用於老鼠身上會形成壞死性黏著。

名稱：**醋磺內酯鉀**（Acesulfame-K）

種類：甜味劑

用途：冰淇淋、冰品、口香糖、碳酸飲料

可以呈現出蔗糖200倍清涼感的甜味劑。在英國、美國等12國的使用是被認可的，但是令人感到不安的問題點卻還是不明。

在日本，於2000年4月被指定為食品添加物。

它對於熱、弱酸、弱鹼是安定的，所以常使用於麵包、餅乾、清涼飲料等食品上。

名稱：**胺基酸**（Amino acid）

種類：調味料

用途：等同於調味料（胺基酸等）。
　　　使用在許多加工食品上。

胺基酸是一種被使用最多的調味料。胺基酸是以麩氨酸鈉(monosodium glutamate)為主要成分。

近年來，含有胺基酸的補助食品引起了一股健康食品或健康飲料的風潮。但是這些食品當中的成分平衡還有許多不明點及令人不安的地方，所以還是要留意。

名稱：**丙胺酸**（Alanine）

種類：調味料

用途：酒精飲料、清涼飲料、醃漬物

將蛋白質原料加水分解後的產物分離而成的調味料。它是胺基酸的一種，普遍地存在於幾乎所有的蛋白質中。具有活化脂肪分解酵素Lipase的效果。蜆、干貝、花枝等海鮮中含有許多丙胺酸。丙胺酸常作為補給品、食物的添加物或調味料使用，它的急劇毒性強。

名稱：**亞硫酸鈉（亞硫酸鹽類）**

種類：防腐劑、防酸劑

用途：佃煮、酒類、干瓢、杏子果乾、蒟蒻粉、鳳梨乾、明膠、甘
　　　納豆

除了防止氧化之外，還有保存和漂白的效果。常用於防止水果乾
的退色或作為保存肉類時的防腐劑使用。

本來是使用於紙漿用木材、紙工業或攝影工業，但在紡織業則是
作為脫色劑使用。

有研究報告指出它有導致突變性及過敏性的可能。

名稱：**海藻酸鈉（Sodium Alginate）**

種類：黏稠劑

用途：水煮麵、冰淇淋、餡類

可使製品變得更平滑及增添黏性。海藻酸鈉是存在於褐藻中的一
種多醣類，也是植物纖維的一種。海藻類之所以滑滑黏黏就是因
為它。海藻酸鈉也常用於醫藥品、紡織品染料所使用的糊、紙的
黏著劑中。

透過動物實驗，有報告指出海藻酸鈉會對心臟、腦部、腎臟、肝
臟等造成傷害。

名稱：**麵包改良劑（以統稱表示）**

種類：麵包改良劑

用途：吐司、調理麵包、夾餡麵包

主要作用是酵母菌的營養補給、增加麵糰的彈力以及調整麵糰的
ph值。它是由多種食品添加物（氯化銨、磷酸二氫銨等）所組
成，當中某成分還使用了溴酸鉀。溴酸鉀令人感到不安的地方在
於攝取過量會引發基因突變及具有致癌性。最近常以維生素C來取
代溴酸的使用。

名稱：EDTA-NaEDTA-Ca-Na

種類：抗氧化劑

用途：美乃滋、罐頭的抗氧化劑

毒性強、會引發缺鈣症、血壓低下、胃腸疾病。也具有胎兒毒性及畸胎性。

名稱：Enilconazole

種類：防黴劑

用途：進口水果（葡萄柚、橘子、檸檬）

1992年被指定作為進口柑橘類水果的防黴劑使用。可能引起肝臟或腎臟方面的問題。有專家指出將有機氯物質作為食品添加物是有問題及具危險性的。至於它所被訂定的使用限度，以柑橘類來說1kg是0.0050g、香蕉則是0.0020g。

關於它對人體可能產生的主要影響，就是它的致癌性相當高。

名稱：氯化銨

種類：膨脹劑

用途：麵包、餅乾、花林糖、仙貝

氯化銨是無色無臭的結晶體或粉末。常使用於化學肥料、工業用鍍鋅法、染劑、火藥的原料中。

它的急劇毒性強，兔子只要攝取到2g，就會在10分鐘以內死亡。

它會對氣管、肝臟、肺臟、胰臟、腎上腺髓質造成傷害，也可能引起染色體異常。

名稱：丁香酚

種類：香料

用途：飲料、麵包、糖果、口香糖等食品的香料

丁香酚是由丁香油所作成無色至淡黃色的油狀液體，帶有刺激性的香味。多用於香水、香料、精油還有殺菌劑、麻醉藥等醫藥品。

攝取過多的話，可能會出現血尿、痙攣、腹瀉、嘔吐、喪失意識、暈眩、心悸等症狀。接觸到皮膚的話，可能會引發皮膚炎及皮膚過敏。

名稱：OPP（磷苯基苯酚Orthophenyl phenol） OPP-Na

種類：防黴劑

用途：進口水果（葡萄柚、橘子、檸檬）

1977年被指定為進口柑橘類水果的防黴劑使用。它的毒性強，可能損傷基因並具有導致突變性的疑慮。有研究報告指出老鼠誤食的話會出現生長延遲、腎臟異常甚至導致膀胱癌。

名稱：過氧化氫

種類：殺菌劑、漂白劑

用途：魚漿類製品（魚板、竹輪、半片）、水煮麵、鯡魚子、煙燻花枝

在最後成品前過氧化氫就完全消失的前提下，它沒有被標示出來。過氧化氫會造成黏膜潰瘍、損傷基因及染色體異常。在小老鼠上會有致癌性、暫時性食物中毒症狀，在大老鼠上則有強烈急劇毒性。除了鯡魚子之外，實際上現在已經不使用過氧化氫了。

名稱：**鹵水（統稱）**

種類：食品製造用

用途：現成中華麵、點心麵

用鹼劑將碳酸鈉、碳酸氫鈉、磷酸鈣等鹼性食品添加物混合。常用於呈現出中華麵彈牙口感及淡黃色外觀。可能會導致消化管黏膜發炎的症狀。

名稱：**木糖醇**

種類：甜味劑

用途：口香糖

1997年被指定作為食品添加物使用。是以甘蔗芯或玉蜀黍芯中的木糖成分加上氫所作成，每1g就有 3kcal的熱量。因為木糖醇不會被細菌分解、也沒有葡萄聚糖，所以被認為有預防蛀牙的功能。有研究報告指出，在動物實驗上發現過量攝入木糖醇因而引發了白內障。

名稱：**甘胺酸**

種類：調味料

用途：御飯糰、外帶便當、調理麵包、夾餡麵包

甘胺酸是蛋白質中胺基酸的一種。具有調味作用、制菌作用、緩衝作用、防止氧化作用等各種效果，常用於保存白飯。

在天竺鼠實驗中發現了過量攝入甘胺酸所導致肌緊張的消失以及全身性麻痺。

名稱：**甘草酸二鈉**

種類：甜味劑

用途：味噌、醬油

甘草酸二鈉是以甘草為原料做成的甜味劑。

主要作為緩和蘆薈或奎寧等藥品苦味的調味料。此外，雖然它也可以作為抗發炎劑運用於軟膏或化妝品中，但也有人因此而出現了過敏症狀。

它具有導致肌肉僵硬、痙攣等強烈毒性，也有報告指出它可能是引發染色體異常的原因之一。

名稱：**氯化石灰（漂白粉）**

種類：殺菌劑

用途：飲料水、水果、蔬菜的殺菌

用於水果、蔬菜的殺菌時，要謹慎留意不要讓它殘留在食物上。它會刺激眼睛，甚至引發角膜潰瘍、鼻黏膜潰瘍或鼻中膈壞死等症狀。常作為消毒劑使用。在韓國作為食品添加物的殺菌劑使用，因此務必要留意從韓國進口的蔬菜。

名稱：**糖精 糖精鈉鹽**

種類：甜味劑

用途：醃漬物、醬油

成本低、帶有蔗糖500倍甜味的人工甜味劑，有誘發染色體異常或致癌性的疑慮。在日本一度被禁止使用，最近又恢復使用且將它從致癌性物質的列表中刪除。

在日本常使用於牙膏粉中，現在糖精在中國大陸地區等地被大量使用。

名稱：**溴酸鉀**

種類：改良劑

用途：麵包

溴酸鉀雖然可以作為小麥粉改良劑使用，但原則是它必須在麵包完成之前就耗盡。

溴酸鉀本身是不燃性，但因為它是很強的酸化劑，所以被指定為第一類危險物。因為它有毒且有致癌性，所以現在英國、德國、加拿大等國已經被禁用。

名稱：**硝酸鉀 硝酸鈉**

種類：發色劑

用途：火腿、香腸、培根、鹹牛肉、起司

為了保存火腿、香腸、培根等鮮紅的肉色而使用，此外也使用於作為起司的發酵調整劑。因為它會被腸道內的細菌分解成亞硝酸，所以被認為帶有和亞硝酸鈉相同的毒性。特別是曾經有因而引發乳幼兒中毒的案例。因為它是毒性強的食品添加物，因此被制定出一天內體重每1kg的使用限度為5mg。

名稱：**脂肪酸蔗糖脂**

種類：乳化劑

用途：麵包、蛋糕、人造奶油(乳瑪琳)、酥油、冰淇淋、巧克力、餅乾、乳飲料

用脂肪酸蔗糖脂來抑制麵包或蛋糕的變質、作為人造奶油(乳瑪琳)、酥油或冰淇淋的乳化安定劑、抑制巧克力結晶及黏度低下防止劑等廣泛地使用於餅乾、乳飲料、布丁等加工食品上。有染色體異常偽陽性的疑慮，有研究報告指出老鼠實驗上發現了它可能造成吸收障礙、腹瀉或致畸性。

名稱：**次氯酸鈉**

種類：漂白劑 殺菌劑

用途：水果、蔬菜、飲料水的殺菌

強鹼性。常用於市售的家庭用含氯漂白水，洗衣用、浴廁用或奶瓶用等殺菌劑等。它的水溶液被稱為antiformin也當作食品添加物使用，用於水果或蔬菜的消毒。要是它殘留在食物上的話會有危險，所以現在日本的市售食品幾乎都不使用。但是在韓國、台灣，它還是作為食品添加物使用，所以務必要留意進口蔬菜的安全性。

名稱：**次亞硫酸鈉（次亞硫酸鹽）**

種類：漂白劑 防腐劑 酸化防止劑

用途：干瓢、乾燥水果、蒟蒻、水果酒

不能用於芝麻、豆類、蔬菜，因為它毒性非常強，所以每種食品的殘存料都被嚴格地訂定了。但是為了保存、防止氧化及漂白等目的，常用於多種原料的調製或加工上。對人體可能產生維生素B1缺乏的症狀，因而引起腹瀉或成長障礙。

名稱：**二苯基（DP）**

種類：防黴劑

用途：進口水果（葡萄柚、橘子、檸檬）

在1971年被指定為進口柑橘類的防黴劑，但不能用在柑橘類之外的水果。現在被認定它會造成膀胱癌、肝癌發生及產生結石。

在老鼠實驗中發現血紅素低下、腎臟或腎小管異常、抑制體重等現象，也有研究報告指出它可能會減短壽命。

名稱：**食用藍色1號**

種類：食用色素

用途：醃漬物、米菓（仙貝）、糖果

它是煤焦色素，用於食品的著色。常配合其它的食用色素一起使用。它是用於多數清涼飲料或糖果的食用色素，溶於水且呈藍色。

有致癌的可能，所以在歐盟國家已被禁止使用。

名稱：**食用藍色2號**

種類：食用色素

用途：燒菓子、餡類、冰品

它是煤焦色素，溶於水中會呈現出紫藍色。不耐光、不耐熱、對鹼不安定。

在挪威已被禁用。透過老鼠實驗得知它有致癌性且造成染色體異常的可能。

名稱：**食用黃色4號**

種類：食用色素

用途：御飯糰、外帶便當、鱈魚子、魚卵、魚類加工品、醃漬物、
　　　米菓（仙貝）、糖果、餅乾

黃色的煤焦色素，用於食品的著色。除了引起染色體異常，也有專家認為它可能是造成阿斯匹靈氣喘患者過敏的原因物。它在挪威、澳洲等國家已經被禁止使用。

名稱：**食用黃色5號**

種類：食用色素

用途：冷凍披薩、鱈魚子、魚卵、魚類加工品、醃漬物、佃煮、
　　　糖果

它是煤焦色素，用來產生些微紅色變化。易溶於水且呈現出橙
色，無臭。對熱、光、酸都安定，可是對於維生素C的還原作用則
不安定。

具有致癌性及過敏性的疑慮，在德國已被禁止使用。常作為天然
素材、製菓或製造麵包時的食用色素使用。

名稱：**食用綠色3號**

種類：食用色素

用途：菓子、清涼飲料

它是易著色的煤焦色素，對於食品製造商來說是不可或缺的食用
色素。

在歐盟各國已被禁止使用，在老鼠實驗上發現它有致癌及造成染
色體異常的可能。人類的致死量約是200～300g。雖然在日本使
用是被許可的，但是現在幾乎都不使用這種色素了，儘管如此還
是要注意。

名稱：**食用紅色2號**

種類：食用色素

用途：菓子、清涼飲料、洋酒、冰品

它是易溶於水、呈現出紫紅色的煤焦色素，耐熱性不佳。

在美國已被禁止使用，有報告指出它有致突變性以及造成染色體
異常。在老鼠、兔子身上則是有致癌的可能，有報告指出它造成
了老鼠新生兒體重減輕及死胎的結果。

名稱：食用紅色3號

種類：食用色素

用途：冷凍披薩、火腿、香腸、培根、鱈魚子、魚卵、魚漿製品（魚板等）、醃漬物

它是煤焦色素，用於使食物呈現出紅色，主要用於食品添加物或工業製品的著色。耐熱、容易和蛋白質結合。

有可能會引起染色體異常或致癌的疑慮，在美國、德國、波蘭已被禁止使用。

名稱：食用紅色104號

種類：食用色素

用途：魚貝類加工品、米菓（仙貝）

屬於煤焦色素的紅色素，常溫下是暗紅色的顆粒或粉末且無臭。易溶於水或酒精類溶液中，不耐光。對酸不安定，所以適合用於蛋白質的著色。這種色素主要使用於日本。

有造成基因損傷、基因突變或染色體異常的疑慮，因為有致癌性所以在很多國家都已經被禁止使用。

名稱：食用紅色105號

種類：食用色素

用途：魚貝類加工品

屬於煤焦色素的紅色素，易溶於水也易溶於酒精類溶液的紅色合成食用色素，溶於水後則呈現出紅紫色。不耐光、對酸也不安定，但是耐熱性佳所以適合用於蛋白質的著色。

主要使用於日本，但因為它有致癌性，在許多國家都已被禁止使用。

名稱：食用紅色106號

種類：食用色素

用途：御飯糰、外帶便當、調理麵包、火腿、培根、香腸、鱈魚
　　　子、魚卵、醃漬物、佃煮、米菓（仙貝）、餅乾

紅色的煤焦色素，常用於食品的著色。因為它被認為有造成基因
損傷、突變及染色體異常的可能且具有致癌性，所以在許多國家
被禁止使用。

名稱：山梨酸 山梨酸K（山梨酸鉀）

種類：防腐劑

用途：御飯糰、外帶便當、調理麵包、火腿、培根、香腸、
　　　魚漿製品（魚板等）、魚類加工品、佃煮、夾餡麵包、酒

多數食品中都有加入這種添加物，主要用於防止食物腐敗。因為
許可基準比較低，所以不注意的話攝取量就會變多。攝取過量的
話，引發染色體異常的可能性會變高、致癌的危險性也高。

名稱：去水醋酸鈉（sodium dehydroacetate）

種類：防腐劑

用途：起司、奶油、人造奶油(乳瑪琳)

毒性強、有致畸形或引起染色體異常的疑慮，猴子食用後出現中
毒症狀，肝臟會出現變化。在許多國家都未獲得使用許可，並且
禁止使用於起司、奶油或人造奶油(乳瑪琳)以外的食品。

名稱：**銅葉綠素鈉**

種類：食用色素

用途：昆布、蔬菜、水果、口香糖、蜜豆罐頭

只限定用於上述食品，被訂定的使用基準很嚴格。有報告指出它在豬隻身上出現非常強的急劇毒性，在美國已被禁止使用。

名稱：**乳化劑（統稱）**

種類：乳化劑

用途：吐司、調理麵包、冷凍披薩、人造奶油（乳瑪琳）、含餡麵包、洋芋片、冰淇淋、冰點、巧克力、糖果、餅乾、口香糖、罐裝咖啡

因為都用統稱表示，所以品名不明。如果使用卵磷脂的話，多數用的都是從大豆油脂分離出來的大豆卵磷脂，所以有使用基因改造作物的疑慮。

名稱：**BHA（Butylated hydroxyanisole）**

種類：抗氧化劑

用途：食用油脂、奶油、人造奶油（乳瑪琳）

可能造成染色體異常、突變，在老鼠身上則出現致癌性以及步態失調，甚至是引發呼吸急促而導致死亡、消化器出血、潰瘍以及肝臟瘀血。

所以使用原則是一定要在食品完成前就將此成分去除掉。

名稱：BHT（Butylated hydroxytoluene）

種類：抗氧化劑

用途：食用油脂、奶油、魚乾製品、鹽漬魚類、口香糖

它是一種有機化合物，作為防腐劑用於化妝品、沐浴乳、醫療用品、塑膠製品、石油製品等。它會造成血清中的膽固醇上升，引起異常作用，和賀爾蒙結合甚至有致癌的可能。除了基因損傷、突變、染色體異常之外，在老鼠身上還出現體重下降、掉毛、新生兒無眼症等案例。

◎食品添加物的標示

■需要標示時

- 用品名標示：跟標示空間有關，一般來說①用一般名或慣用名標示②簡稱標示③省略結晶、無水、立體結構記號等標示④依據字母標示⑤同種品目以統整表來標示也可。

- 連用途名也一併標示：標示必要性高的食品添加物，除了要標示出品名，也要註記上用途名。

- 用統稱標示：一般用於多種添加物組成的物質，像是不太需要標示出各別成分的物質、含量非常微量的香料、不會被吃進肚裡的膠基、天然食品中所含有的酸味料或調味料等，也可以以用途名取代品名來標示。

■不需標示時

- 不會殘留在食品上的加工補助劑等
- 並非在製造或加工時所添加、而是原料階段所添加的物質

參考文獻：「財團法人日本食品化學研究振興財團」

家中也能完成的
簡單食品除汙法

2011年3月11日在日本東北大震災以後，以核爆問題為首、多數人都非常關心輻射汙染所引起的食品安全。特別是有小朋友的家庭，一定費盡苦心來維護日常生活中餐桌上飲食的安全。

雖然不能一語概之，除了高濃度汙染外，放射性物質和一般汙染物相同、用水或洗劑清洗的話，可以使汙染降至一定程度。為了保護最重要的家人免於暴露在內部汙染，首先介紹在家中也能簡單去除食品污染的方法。

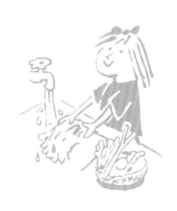

◎蔬菜、水果

相信大家一直以來也都有留意農藥殘留或食品添加物的問題，但是從今以後還必須考慮到輻射汙染的影響。

核爆事件後空氣中會降落大量的幅射物質，對於生長在地表上的葉菜蔬果所造成的汙染及危險性可想而知。不只葉菜類蔬菜，它對於菇類、水果還有地表下根莖類蔬菜的影響也令人擔憂。

■如何選擇蔬菜、水果以及去除汙染的方法

● 溫室栽培的比較安心

並不是說溫室栽培物就100％可以安心，但比起露天栽培所受到的汙染較少。

● 選擇新鮮的蔬果

當放射性物質附著在表面時，時間越久就越難清除，所以建議您購買剛採收不久的新鮮蔬果。

● 不要用太強的清洗劑

因土壤因素而被汙染到的蔬菜或水果，在清洗過程中都能達到某種程度的除汙效果。使用中性清洗劑雖然可以將汙染去除得更乾淨，但如果用了太強的洗劑，洗劑所含有的毒性反而會殘留在蔬果上。

■菠菜、小松菜、萵苣

菠菜等葉菜類蔬菜含有許多像是維生素等營養素。因為葉菜類的表面積大，空氣中所含有的幅射物質多沾附在葉面，但是經由

水洗過程可將大部分汙染物去除。

有數據顯示稍微水煮後就可以去除50～80％的銫和碘，水煮後再清洗的話就可以去除掉95％的銫和90％的碘。水煮的時間不要太長，然後丟掉煮過的水。煮太久的話，葉菜類蔬菜本身的水分會蒸發，幅射物質的濃度反而會變高。

■高麗菜

高麗菜當中抗氧化作用的維生素C和增強腸胃蠕動的維生素U含量豐富，因此也可用來做成醃漬物。

最外面的1～2葉是最可能沾附到最多幅射物質的地方，所以就直接把它丟掉吧。接著，每片葉子都要確實剝開並一片一片用水清洗。有數據顯示，清洗後水煮的話，可以去除掉55％的銫。

■萵苣

因為萵苣的水分多，所以常用來作為生菜沙拉等料理享用。萵苣含有具抗氧化作用的維生素C。將最外面的葉片丟掉，然後將葉子一片一片延展開來並仔細地用水清洗。數據顯示用水清洗約可去除15～50％的碘、40～60％的銫，浸泡在醋中約15分鐘左右就可以去除約60％的銫。

■小黃瓜

小黃瓜是水分多且吃起來多汁的夏季蔬菜，含有促進體內鹽份排泄的鉀。外表有彈性、蒂頭切口漂亮的就是新鮮的小黃瓜。

用水清洗大約可清除掉50％左右的銫，另外因為銫或鍶都易溶於水，所以小黃瓜是水洗效果最佳的蔬菜。只要將它浸在1％濃度的食鹽水30分鐘左右，就可以去除約65％的銫。只要浸在鹽水中

30分鐘口感就會改變,所以推薦作為沙拉或醃漬物食用。

■花椰菜

　　花椰菜是β胡蘿蔔素、維生素C、鐵質或鈣質等營養素含量豐富的黃綠色蔬菜,具有良好的抗氧化作用。花蕾翠綠密實的比較新鮮。在滾水中煮沸後再用水清洗的話,可以去除95%的鉎以及90%的鍶。運用煮沸後再用水清洗這種調理方法,就可以充分地去除幅射物質。水煮時盡量切成小塊,清炒時建議您也先川燙過。

■蘿蔔

　　最具代表性的根莖類植物,在產季冬季時蘿蔔會更甜。蘿蔔葉是含有豐富維生素和礦物質的黃綠色蔬菜,根部是含有澱粉酶等消化酵素的淺色蔬菜。厚實、皮的顏色漂亮、凹凸少且有彈性的蘿蔔才是新鮮。葉子被切短的蘿蔔,外在的幅射物質可能會跑到下方莖部,所以就把它切掉吧。

　　根部只要將皮刮掉就可以大幅地去除汙染物,水煮時水分多、除汙率也增加。土壤中的鉎容易被葉片所吸收,所以使用葉片時一定要用水清洗乾淨。

■紅蘿蔔

　　紅蘿蔔,除了維生素、礦物質還含有豐富具抗氧化效果的β胡蘿蔔素,是營養價值相當高的黃綠色蔬菜。它的葉子跟根部也同樣地含有豐富的營養素。色澤鮮艷、表皮有彈性且具有光澤的紅蘿蔔才是新鮮的紅蘿蔔。

　　剝皮後水煮,可以去除20%左右的鍶;光剝皮就可以去除55%

的銫。水煮時加入少量的鹽，熱水越多除汙率也越高。

■洋蔥

　　洋蔥是具有恢復疲勞、讓血液清澈等多種藥效的蔬菜。建議您選擇接近球的形狀、表皮乾燥、沒有傷疤且具有光澤的洋蔥。每到春天就會上市的新洋蔥，建議您挑選淡綠色或白色的洋蔥。

　　把外皮剝掉、水洗後再水煮的話，就可以去除掉將近40％左右的銫。新洋蔥的話，有數據顯示水洗的話就可以去除約83％的銫。不管是哪一種類的洋蔥，都要剝皮、確實水洗後再調理喔。

■馬鈴薯

　　馬鈴薯的主成分是碳水化合物，所以常用來作為主食。它的抗氧化力強，即使加熱後也含有許多維生素C。建議您挑選厚實且表面沒有明顯傷痕的馬鈴薯。每到春天上市的新馬鈴薯，表皮顏色亮且有光澤的最為新鮮。

　　剝皮後清洗、水煮的話，就可以去除將近25％的銫。剝皮後可去除約40％的銫、整顆馬鈴薯水煮後可以去除20％左右。水煮時，因為鍋中的水分比馬鈴薯多，因此可提升去除率。所以請您務必剝皮、挑除馬鈴薯芽，然後確實清洗後再調理吧。

■草莓

　　草莓是具有高抗氧化力及豐富維生素的水果。不大不小的草莓只要10顆就可以攝取到一天所需要的維生素C。色澤紅、鮮豔有光澤且蒂頭沒有枯萎的草莓較為新鮮。

　　數據顯示水洗後可以去除31％的放射性物質鍶、36％的銫。如果連著蒂頭一起洗的話，很難將蒂頭周邊的髒汙去除乾淨，所以

建議您先去除蒂頭後再仔細地用水清洗。

■水梨

水梨是水分多、多汁且具有清爽甜味的水果。建議您挑選表皮有彈性且有光澤的水梨。表皮的粗糙感會隨著水果熟成而減少，接近可以吃的時候水梨的表面就會變得平滑。

數據顯示水洗後可去除5％的放射性物質鍶，使用洗劑的話可去除30％，剝皮的話則可去除20％左右。但是銫，即使用洗劑洗也無法去除，反而是剝皮就可以去除約50％左右的銫。

此外，空氣中的幅射物質很容易就滲入中間芯的地方，所以要確實清除後再吃喔。

■蘋果

蘋果含有豐富的果膠，果膠和體內的幅射物質結合後就會排出體外。所以，蘋果絕對是這個時期最想吃的水果。蘋果中的果膠，對鍶的排出特別有效果。

建議您挑選外皮有彈性且具有光澤的蘋果。

首先，用洗劑確實地仔細地清洗表皮。然後和水梨一樣，一定要把芯的部分去除乾淨，剝皮後再吃。

◎肉類、魚類

　核爆事件後隨即在牛的原乳中檢出超過標準值的放射性碘，因此社會大眾不安的情緒不斷蔓延，但其實放射性碘的半衰期很短、只有8天，今後會成為大問題的是半衰期長的鍶或銫所帶來的影響。

　而所謂的影響並不是指吃下了被放射性物質直接附著的牛或豬等動物，而是食用了吃下被汙染土壤上所生長的草或飲用了汙染水的動物，因而造成人類暴露在輻射的危險下。

　放射性銫容易滲透到肌肉等組織，而鍶則是帶有容易滲透進骨頭的特質。也就是說汙染已經移轉到牛肉本身了。

　像這樣因食物鏈所引發的汙染也同樣發生在海洋。海洋中也以這樣的食物鏈進行著。

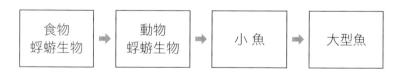

　以食物鏈來看，以小魚為食物的大型魚體內汙染的濃度遠高於小魚。除了魚，海水本身也含有放射性物質，所以肌肉量多的大型魚會比較容易被汙染。但是實際上鮪魚或鰹魚等大型迴游魚類，在日本東北地區近海游泳的期間並沒有想像得多。

　至於海帶芽或昆布等海藻類、貝類、蝦蟹等這些甲殼類海產物，因為海流會隨著時間或季節不同而變化，受汙染的水會如何擴散而對它們產生怎樣的影響也沒辦法正確地掌握。

由於海很寬、汙染水會擴散，也因此會被稀釋掉。但是，跟海的汙染相比、海產物的汙染度來得慢去得也慢，即使海洋已經恢復原來的正常值，但魚類等海產物的汙染數值要恢復到原來的正常值要花上好幾年。

■安全的肉類調理方法
●盡量選擇沒有被放牧的禽畜
即使做為食用肉類的數值在標準值之內，比起被放牧在外的禽畜、在屋內飼養的污染度會比較低。

這不限於牛群，照看在豬或雞上也是同樣的道理。

●肉類還是加熱或烹煮後會比較好
有數據顯示燒烤牛肉的話，可以去除將近30％左右的銫。也有數據顯示將被口沫傳染而汙染的小牛牛肉和青菜一起燉煮到軟爛之後，可以去除50％左右的放射性銫。這時候，記得務必要丟掉水煮後的湯。

雖然有各種方法跟條件，但可以確定的是用火加熱肉類，絕對可以提高除汙率。

■安全吃魚的方法
●不要吃魚頭或內臟部分
放射性物質銫進入魚類的體內後，除了骨頭或脂肪也容易大量囤積在肌肉當中。內臟、腦部、臉部都屬於肉，並不是說從此就不能再吃魚肉部分，可是頭部和內臟部分務必丟掉。

● 可以的話盡量不要吃魚骨

鍶容易囤積在骨頭裡。除了魩仔魚乾或縮緬小魚（白色小魚乾）之類的小魚之外，可以的話盡量不要吃魚骨會比較好喔。

● 吃生魚片或生吃時，保守起見還是水洗後再吃

鮪魚或鰹魚等洄游魚類的行動範圍很廣，所以並不會一直停留在被汙染的海域。也因為它們經常活動，所以代謝很活躍、具有容易排出體內放射性物質的特徵。數據顯示只要充分地清洗體內被汙染的鮪魚肉，也可以去除掉約50％左右的放射性物質。所以端上餐桌前，只要再仔細地用水清洗就可以將汙染物清除得相當乾淨。

● 建議醋醃魚或水煮魚

就連不像鮭魚一樣一輩子都在海裡生活的魚類也被檢出放射性物質，所以就算是淡水魚最好也要先去除汙染。水煮魚如果加入鹽巴，除汙率會提昇；但是燒烤時如果灑上鹽的話，則反而會降低除汙率。另外，有數據顯示醋醃處理的話可以去除82％的鍶，醋醃後浸在水中兩次的話去除率高達94％。所以要是烹煮前先浸水處理，安全性會更高。

● 貝類或甲殼類海鮮也要確實水洗

貝類的行動範圍很狹隘，所以在高污染海域被捕獲的貝類已被汙染的可能性很高。料理之前一定要確實灑鹽吐沙，然後用水清洗乾淨喔。

至於甲殼類的話，鍶有聚集在殼上的可能性，所以務必要剝殼後用水清洗乾淨再料理喔。

◎安全吃米的方法

■這段時間內，比起糙米還是吃白米吧

糙米保留了米糠和胚芽，只去除掉穀殼；而白米則是糙米再加工去除掉米糠和胚芽而製成的。

被空氣中的放射性物質附著的水稻，要是去除穀殼製成糙米時，有數據顯示這樣約可去除50％的鍶。但要是再精製成白米的話，可以去除60～90％的鍶、65％左右的銫。但是營養價值高的維生素礦物質也同時一同被去除掉了。大部分的放射性物質都會聚集在米糠，所以為了極力降低放射性物質對人體的影響，這段時間還是吃白米會比較安心。

■安全研磨米的方法

研磨白米的話，大約可以去除50％的鍶。這是因為研磨時會將殘留在米粒表面的米糠剝落，同時也具有去除放射性物質的效果。

此外，要是考慮到自來水中也含有放射性物質的話，水分吸收率最高的第一次和烹煮前的最後一次都建議您用礦泉水會比較好。

TITLE

小朋友不能吃的常見食物

STAFF

		ORIGINAL JAPANESE EDITION STAFF	
出版	三悦文化圖書事業有限公司	総合プロデュース	園部吞海
編著	食ナビ実行委員会	本文・表紙デザイン	香魚舎
譯者	徐亞嵐	イラスト	DAISUKE
		編集デスク	八木國昭（主婦の友社）
總編輯	郭湘齡		
責任編輯	林修敏		
文字編輯	王瓊苹　黃雅琳		
美術編輯	李宜靜		
排版	靜思個人工作室		
製版	大亞彩色印刷製版有限公司		
印刷	皇甫彩藝印刷股份有限公司		
法律顧問	經兆國際法律事務所　黃沛聲律師		

代理發行	瑞昇文化事業股份有限公司
地址	新北市中和區景平路464巷2弄1-4號
電話	(02)2945-3191
傳真	(02)2945-3190
網址	www.rising-books.com.tw
e-Mail	resing@ms34.hinet.net

劃撥帳號	19598343
戶名	瑞昇文化事業股份有限公司

初版日期	2013年1月
定價	250元

國家圖書館出版品預行編目資料

小朋友不能吃的常見食物／食ナビ実行委員会編著；
徐亞嵐譯. -- 初版. -- 新北市：三悦文化圖書，2013.01
160面；14.8x21公分

ISBN 978-986-5959-41-8 (平裝)

1. 食品衛生　2. 食品添加物　3. 小兒營養

411.3　　　　　　　　　　　　101026262

KODOMO NI TABESASETEHA IKENAI 50 HINMOKU
© Shufunotomo Co., Ltd.2011
Originally published in Japan by Shufunotomo Co., Ltd.
Translation rights arranged with Shufunotomo Co., Ltd.
through Keio Cultural Enterprise Co., Ltd.